Gut leben mit Asthma und Allergien

für Nini, Janni und Marie,
Leo und Sophiechen

Dr. med. Peter Hannemann

Gut leben mit Asthma und Allergien

6. überarbeitete Auflage 2023

Unter Berücksichtigung der internationalen GINA-Leitlinie
und der Nationalen Versorgungsleitlinie Asthma

mit einem Vorwort von

Dr. Martina Wenker,
Vizepräsidentin der Bundesärztekammer,
Präsidentin der Landesärztekammer Niedersachsen

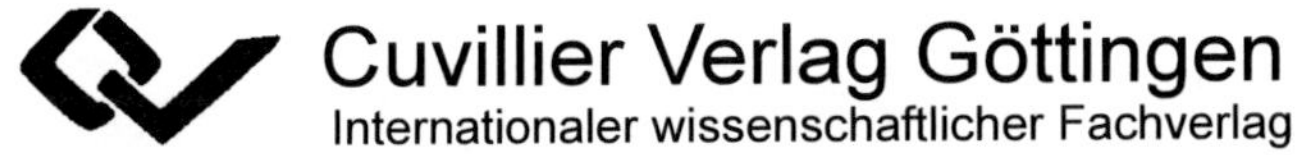

Bibliografische Information der Deutschen Nationalbibliothek
Die Deutsche Nationalbibliothek verzeichnet diese Publikation in der Deutschen Nationalbibliografie; detaillierte bibliografische Daten sind im Internet über http://dnb.d-nb.de abrufbar.
6. überarbeitete Aufl. - Göttingen : Cuvillier 2023

Die Verwendung von Abb. 25 geschieht mit freundlicher Genehmigung der Joachim Ganzer KG, Reinbek, von Abb. 24 mit freundlicher Genehmigung von ASTA Medica, Frankfurt, von Abb. 13, 35, 50, 51 mit freundlicher Genehmigung der Boehringer KG, Ingelheim, von Abb. 10 mit freundlicher Genehmigung des Bonnier Alba Verlags, Stockholm, von Abb. 9, 20 mit freundlicher Genehmigung von Gedon & Reuss, von Abb. 57 mit freundlicher Genehmigung des Hauptverbandes der Gewerblichen Berufsgenossenschaften, St. Augustin, von Abb. 8, 10, 11, 12 mit freundlicher Genehmigung von Prof. Morgenroth, Bochum, von Abb. 37 mit freundlicher Genehmigung der Stiftung Deutscher Polleninformationsdienst, von Abb. 36 mit freundlicher Genehmigung von Christine Hinzmann, Göttinger Tageblatt, aller übrigen Abbildungen (sofern keine Quelle direkt an der Abbildung genannt ist) mit freundlicher Genehmigung des Pneumos-Verlags Dr. Peter Hannemann, Göttingen.

Einbandgestaltung: Jan-Gero Alexander Hannemann, Göttingen; Foto auf dem Einband: iStock.com/AntonioGuillem

Nonnenstieg 8, 37075 Göttingen
Telefon: 0551-54724-0
Telefax: 0551-54724-21
www.cuvillier.de

6. überarbeitete Auflage 2023
Gedruckt auf säurefreiem Papier

ISBN 978-3-7369-7878-2
eISBN 978-3-7369-6878-3

INHALT

Geleitwort

Dem Autor gebührt großer Respekt und Anerkennung für dieses wichtige und äußerst lesenswerte Buch über die chronische Volkskrankheit Asthma bronchiale.

Trotz aller Fortschritte in der Medizin leiden in Deutschland etwa 9 % der Erwachsenen und 10 bis 12 % der Kinder und Jugendlichen an Asthma bronchiale. Die Ursachen hierfür sind vielfältig, neben Allergien und Infektionen sind zunehmend auch Umweltfaktoren hieran beteiligt.

Besondere Bedeutung hat eine möglichst frühzeitige und fach-gerechte Diagnosesicherung des Asthma bronchiale mit Einleitung einer Stufentherapie in Abhängigkeit vom Schweregrad der individuellen Erkrankung. Auf diese Weise können unter konsequenter und sachgerechter Therapie langfristige Folgeschäden an Lunge, Bronchien oder Herzkreislaufsystem verhindert werden. Dieses kann nur gelingen, wenn Patient und Arzt von Beginn ein gemeinsames Therapiekonzept verfolgen.

Dem Autor ist es in hervorragender Weise gelungen, den Patienten durch eine gut verständliche Information als gleichberechtigten Partner des Arztes in die Therapie einzubinden. Dieses setzt voraus, dass der Patient bestens über seine Erkrankung und deren Behandlung informiert ist. Dieses ist jedoch auch nur möglich, wenn der Arzt dem Patienten Einsicht in die Behandlungsstrategie gewährt, der Patient muss Wissen über seine Erkrankung und deren Behandlung erwerben, er muss geschult werden.

Der vorliegende Asthma-Leitfaden besticht nach einer kurzen historischen Einleitung durch seine klare und verständliche Präsentation der verschiedenen Verlaufsformen des Asthma bronchiale mit den wesentlichen Behandlungsmöglichkeiten der unterschiedlichen Krankheitsformen.

Der Autor beginnt mit einer klaren und verständlichen Präsentation des Aufbaus und der Funktion der Lunge und Bronchien und leitet hieraus das Krankheitsbild Asthma bronchiale mit seinen Ursachen sowie den Folgen für den gesamten Organismus ab. Ausführliche und gut bebilderte Erläuterungen der diagnostischen Möglichkeiten wie Lungenfunktionstest und Allergietest schließen sich an. Besonders breiten Raum nehmen die aktuellen Therapiestrategien ein. Ein Schwerpunkt wird hier insbesondere auf das Verständnis der Stufentherapie gelegt, so dass der betroffene Asthmakranke in engem Kontakt mit seinem behandelnden Arzt zum eigenen Spezialisten in der Behandlung seiner Erkrankung wird.

In dem Kapitel über die therapeutischen Möglichkeiten nimmt insbesondere eine ausführliche Erläuterung der Wirkmechanismen der einzelnen Medikamente breiten Raum ein, welche geeignet ist, die leider immer noch verbreitete, aber völlig überflüssige „Kortisonpanik“ sachlich auszuräumen, ohne die möglichen Nebenwirkungen zu verharmlosen.

Besonders lesenswert ist zum Abschluss das Kapitel über die unterstützenden Maßnahmen wie Atemtherapie und alternative Behandlungsmethoden. Das Buch wird abgerundet durch die Darstellung der Besonderheiten des kindlichen Asthma und des Asthma bronchiale bei Schwangeren.

Mit fundiertem Wissen, in dem sich die jahrelange klinische Erfahrung als Chefarzt einer renommierten Fachklinik für Atemwegserkrankungen widerspiegelt, gelingt es dem Autor, den Anspruch einer gleichberechtigten Arzt-Patient-Interaktion zu verwirklichen.

Ich wünsche dem Buch eine weite Verbreitung und dass es zum persönlichen Besitz möglichst vieler betroffener Asthmatiker wird.

Dr. med. Martina Wenker

Vizepräsidention der Bundesärztekammer
Präsidentin der Ärztekammer Niedersachsen

Teil 1:

Das Problem Asthma

I Herausforderung für Arzt und Patient

1. Therapie gestern und heute

Der Begriff „Asthma“ hielt im 16. Jahrhundert Einzug in den Wortschatz der Medizin: Man entlehnte das Wort, das schon in den 3000 Jahre alten homerischen Epen das schwere kurze Atmen der Helden beim Kampf um Troja beschreibt, aus dem Griechischen und gab ihm die Bedeutung einer Atemwegserkrankung.

Das Wissen um die Erkrankung Asthma und das Bemühen, die Beschwerden des Asthmatikers zu lindern, reichen jedoch wesentlich weiter zurück:

das schwere kurze Atmen

In China war Asthma als eigenständiges Krankheitsbild bereits 4000 v. Chr. bekannt. Vor etwa 3000 Jahren behandelte man dort Asthmatiker mit Ma Huang, einer Pflanze, die den Wirkstoff Ephedrin enthält, der auch bei uns noch bis in die Nachkriegsjahre in der Therapie des Asthmas eingesetzt wurde. Ephedrin wirkt nach einem ähnlichen Prinzip wie ß-Sympathomimetika, die heute Mittel der Wahl zur Behandlung des Asthmaanfalls sind.

Im Ägypten der Pharaonenzeit versuchte man, mit Inhalationen von Heilkräuterdämpfen aus Meerzwiebeln und Bilsenkraut asthmatische Beschwerden zu lindern.

Im 4. Jahrhundert v. Chr. propagierte Hippokrates die Inhalation von Eukalyptus und Menthol zur Asthmatherapie.

Hippokrates

Man muss sich jedoch darüber im Klaren sein, dass diese Behandlungsmethoden, von denen man sich einen lindernden Effekt vorstellen kann, nicht die gängigen Therapieverfahren waren. Das therapeutische Arsenal von Heilkundigen, Priestern und Ärzten kannte eine Vielzahl von Arzneien und Anwendungen, die völlig wirkungslos waren. Aus dem alten Ägypten ist beispielsweise überliefert, dass man Asthmaanfällen mit Klistieren aus Kamel- und Krokodilausscheidungen beizukommen suchte.

Und Antonio Vivaldi, der berühmte venezianische Komponist und Violinist (1675-1741) der Barockzeit, der offenbar unter einem Asthma litt, kannte als einziges Mittel gegen seine Beschwerden die körperliche Schonung. In einem seiner Briefe schreibt er: „Ich verbringe mein Leben fast immer im Hause und verlasse es nur in der Gondel, weil ich wegen meiner Brustkrankheit, die man auch Atembeklemmung nennt, nicht gehen kann.“

Bis in unser Jahrhundert hinein stand die Medizin dem Asthma relativ hilflos gegenüber. Das Brockhaus Konversationslexikon von 1898 fasst den damaligen Therapiestandard zusammen, wenn es zur Behandlung des Asthmaanfalls Kneipp'sche Anwendungen, Brustwickel mit Senfteig, frische Luft, Brech- und Abführmittel empfiehlt.

Theophyllin

Eine effektive Behandlung des Asthmas war erst seit 1944 mit Einführung des Theophyllins möglich, das heute keine Rolle mehr in der Asthmatherapie spielt.

Kortison

1950 wurden erstmals Patienten mit allergischem Asthma mit Kortison behandelt. 1969 kam Salbutamol als erstes bronchialerweiterndes Dosieraerosol heutigen Standards auf den Markt, 1972 folgten die Kortison-Dosieraerosole.

langwirksame Inhalations-medikamente

Einen Meilenstein in der Behandlung des Asthmas stellte 1995, also 26 Jahre nach Einführung des kurzwirksamen ß-Sympathomimetikums Salbutamol, die Einführung langwirksamer ß-Sympathomimetika dar. Sie vereinfachten die Therapie für die Patienten und bewährten sich insbesondere zur Vorbeugung nächtlicher Beschwerden. 1998 wurde ein Leukotrien-Antagonist als entzündungshemmendes Medikament zugelassen, seit 2014 haben langwirksame Anticholinergika, die bereits jahrelang bei der COPD eingesetzt wurden, ihren Platz in der Asthma-Therapie gefunden. Und in den letzten Jahren werden bei schwerem und unkontrolliertem Asthma zunehmend Antikörpertherapien eingesetzt.

Damit steht uns heute eine Reihe hochwirksamer Medikamente zur Behandlung des Asthmas zur Verfügung. Diese

Medikamente sind jedoch nicht ohne weiteres untereinander austauschbar und frei kombinierbar; wir wissen heute, dass Asthma mit einer Entzündung der Atemwege einhergeht und die Behandlung nicht nur die momentanen Symptome des Asthmatikers beseitigen, sondern auch verhindern muss, dass Folgeschäden an Lunge, Bronchien oder Herzkreislaufsystem auftreten. Es ist noch kein Einzelwirkstoff bekannt, mit dem allein diese unterschiedlichen Ziele erreicht werden können. Da sich die Medikamente mit ihren Wirkungsschwerpunkten untereinander ergänzen, müssen sie nach bestimmten Regeln kombiniert und den wechselnden Beschwerden des Patienten angepasst werden. Das stellte früher das Verständnis des Patienten auf eine harte Probe, weil er mit mehreren Dosieraerosolen gleichzeitig behandelt wurde und das sogar dann, wenn er beschwerdefrei war. Heute erregt das seltener Unverständnis oder Ablehnung, weil die Einzelmedikamente in Kombinationspräparaten erhaltlich sind, so dass eine Behandlung mit zwei oder drei Medikamenten mit einem einzigen Inhalator durchgeführt werden kann. Das macht die Behandlung für den Patienten einfacher und die Vorbehalte gegen die Therapie geringer.

Entzündung der Atemwege

Herausforderung für Arzt und Patient

normale Lebensqualität	• keine Atembeschwerden • keine Nebenwirkungen • **deshalb: vorbeugende Dauertherapie**
normale Lebenserwartung	• keine Folgeschäden • normale Lungenfunktion • **deshalb: intensive Therapie**
keine Schäden durch Medikamente	• Kortisontabletten nur wenn nötig • **deshalb: Ausschöpfen aller Medikamente des Stufenschemas vor dem Einsatz von Kortison**

Abbildung 1: Therapie-Ziele bei der Behandlung des Asthmas

Therapie muss den Beschwerden angepasst werden

Was sich allerdings nicht geändert hat: Die Therapie muss den jeweiligen Beschwerden angepasst werden. Hat der Patient zunehmende Luftnot, muss die Therapie intensiviert werden. Ist er längere Zeit unter seiner Medikation völlig beschwerdefrei, können die Medikamente reduziert werden. Eine derart komplizierte Behandlung kann nur dann erfolgreich durchgeführt werden, wenn der Patient das Konzept hinter seiner Therapie kennt und Patient und Arzt als Partner gemeinsam die Therapie steuern. Ohne die Mitarbeit des Patienten ist eine gute Asthma-Therapie nicht möglich!

Es ist das Anliegen dieses Buches, dem interessierten Patienten Zugang zu dem Wissen zu verschaffen, das er benötigt, um als Partner des Arztes an Überwachung und Steuerung seiner Therapie mitzuwirken. Dem Autor war es wichtig, die Prinzipien moderner Asthmatherapie verständlich und ohne Überfrachtung durch medizinische Fachbegriffe und Nebensächlichkeiten darzustellen.

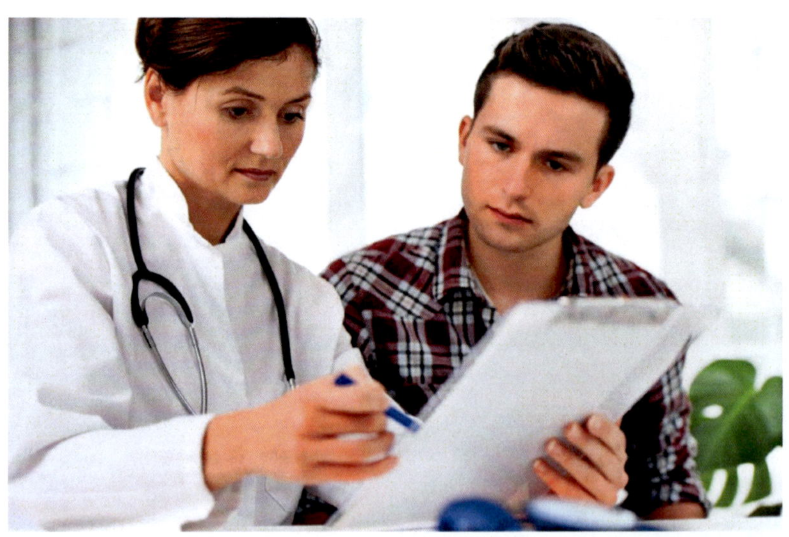

Abbildung 2: Arzt und Patient als Partner

2. Problem Nr. 1: Allergien und Asthma immer häufiger

Asthma und allergischer Schnupfen waren in früheren Jahrhunderten eine Rarität: Die erste Beschreibung der Krankheit, die wissenschaftlichen Ansprüchen genügt, stammt aus dem Jahr 1819 von John Bostock, einem englischen Arzt. Um die Erkrankung zu erforschen, suchte er in ganz Großbritannien nach Betroffenen, fand jedoch nur 28 Erkrankte. Doch die Situation hat sich grundlegend geändert: In den zurückliegenden Jahren wurde die medizinische und nichtmedizinische Öffentlichkeit durch wissenschaftliche Untersuchungen alarmiert, die nachweisen konnten, dass Asthma, Heuschnupfen und Neurodermitis, eine Hauterkrankung, die enge verwandtschaftliche Beziehung zu den allergischen Krankheiten aufweist, in Europa immer häufiger auftreten.

Besonders dramatisch ist die Zunahme der Allergien: Am besten lässt sich das anhand der sorgfältigen Erhebungen der Schweiz zum allergischen Schnupfen nachweisen, die seit 1926 durchgeführt werden. 1926 zählte der allergische Schnupfen noch zu den Raritäten: Auf 120 Schweizer kam ein Allergiker. Bis 2017, also innerhalb von 90 Jahren, war die die Zahl der Betroffenen auf das fünfundzwanzigfache angestiegen:

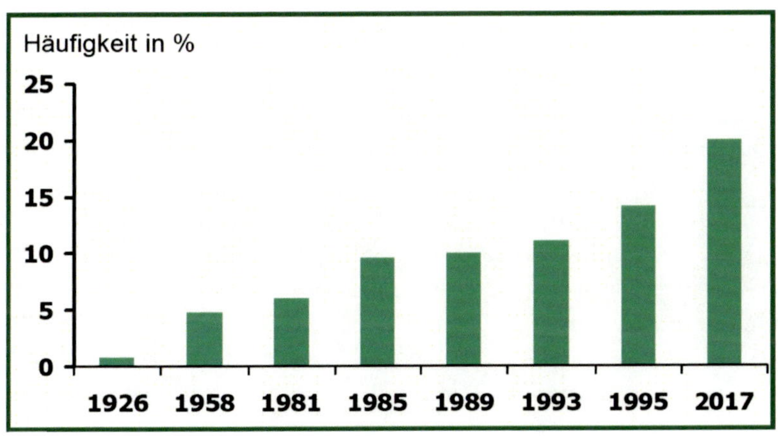

Abbildung 3: Häufigkeit des Heuschnupfens in der Schweiz von 1926 bis 2017

20% der Bevölkerung litten unter allergischem Schnupfen. In Deutschland sind nach der Studie „Gesundheit in Deutschland aktuell 2014" sogar 28,1% der Erwachsenen betroffen, dabei Frauen mit 31,6% deutlich häufiger als Männer mit 24,5%. Verglichen mit Daten von 1990/92 und 2008 zeigte sich zahlenmäßig nahezu eine Verdoppelung.

28% leiden an Heuschnupfen

Eine ähnliche Entwicklung lässt sich auch beim Asthma beobachten: Nach den Daten des Robert-Koch-Instituts hat sich die Krankheitshäufigkeit in Deutschland zwischen 2003 und 2009 fast verdoppelt: Bei Frauen stieg sie von 6,0 auf 10,1%, bei Männern von 5,2 auf 8,3%. Ähnliche Zahlen werden aus Finnland berichtet: Hier stieg die Asthma-Häufigkeit bei Frauen im erwerbsfähigen Alter von 1972 bis 2017 von 1,7 auf 8 % und bei Männern von 1,6 auf 5,5 % an. Bei den über 65-jährigen war der Anstieg sogar noch eindrucksvoller. Allerdings scheinen damit auch die höchsten Erkrankungszahlen erreicht zu sein: In den letzten 10 bis 15 Jahren haben sich die Häufigkeiten von Asthma und Allergien in der westlichen Welt auf diesem hohen Niveau stabilisiert. Und Hochrechnungen lassen hoffen, dass sie bis 2060 wieder in geringem Umfange rückläufig sein werden.

9% leiden an Asthma

Bei der Zunahme von Asthma und Allergien handelt es sich um ein globales Phänomen, das insbesondere die Industriestaaten betrifft: 1992 wurde ein weltweites Forschungsprojekt begonnen, das Aufschluss über die Häufigkeit von allergischen Erkrankungen wie Asthma und allergischem Schnupfen im Kindes- und Jugendlichenalter geben sollte: die ISAAC-Studie. Ausgewertet wurden die Daten von mehr als einer dreiviertelmillion Kindern und Jugendlichen aus 38 Ländern. Auch diese Studie wies nach, dass die Zahl der kindlichen Allergiker und Asthmatiker im Studienzeitraum stetig anstieg. Besonders betroffen war Westeuropa, insbesondere Großbritannien. Aber auch andere Staaten wie Australien und Neuseeland wiesen eine erschreckende und vor allem ständig wachsende Häufigkeit asthmatischer und allergischer Erkrankungen auf!

weltweite Zunahme von Asthma und Allergien

Allergischer Schnupfen, allergische Bindehautentzündung, Neurodermitis: Was ist das?

Pollenkörner sind durchschnittlich 20 bis 30 tausendstel Millimeter groß. Wenn sie eingeatmet werden, bleiben sie aufgrund ihrer Größe überwiegend in den Nasengängen hängen. Eine allergische Sensibilisierung gegen Pollen führt daher meistens zuerst zu einer allergischen Entzündung der Nasenschleimhaut und der Bindehaut der Augen: Der Patient leidet unter einem **allergischen Schnupfen** (der Arzt spricht von allergischer Rhinitis) und einer **allergischen Bindehautentzündung** (der Arzt spricht von allergischer Konjunktivitis). Fast jeder vierte Pollenallergiker entwickelt nach mehr als zehn Jahren auch asthmatische Beschwerden, möglicherweise verursacht durch Allergene aus zerborstenen Pollenkörnern, die aufgrund ihrer geringeren Größe mit dem Atemstrom die Bronchien erreichen; man spricht von Etagenwechsel.

Etagenwechsel

Der allergische Schnupfen äußert sich in einem Juckreiz der Nasenschleimhaut, Niesanfällen und wässrigem Schnupfen. Die allergische Bindehautentzündung führt zu geröteten, brennenden Augen, als sei ein Fremdkörper unter das Augenlid geraten.

Der allergische Schnupfen wird landläufig als Heuschnupfen bezeichnet. Diese Bezeichnung hat sich wohl deswegen eingebürgert, weil in der Tat Allergien gegen Gräserpollen am häufigsten für den allergischen Schnupfen verantwortlich sind. Da aber auch Allergien gegen Pollen anderer Pflanzen und gegen Hausstaubmilben nicht selten vorkommen, ist die Bezeichnung „allergischer Schnupfen“ besser geeignet.

Die **Neurodermitis**, auch atopisches Ekzem oder endogenes Ekzem genannt, ist eine Hauterkrankung, die mit Hautrötung und quälendem Juckreiz einhergeht. 2,5 bis 3,4% der Erwachsenen und 11,3 bis 12,9 % der Vorschulkinder sind betroffen.

Sie beginnt im Säuglingsalter mit juckenden, trockenen, rötlichen Hautveränderungen, die charakteristischerweise die Wangen betreffen, aber auch an anderen Körperpartien vorkommen. Der Juckreiz ist häufig so extrem, dass sich die Kinder ständig kratzen.

Später ist vor allem die Haut der Kniekehlen und Ellenbogengelenke, aber auch des Gesichts, des Nackens, der Hände und Füße betroffen.

Bei 75 % der Betroffenen heilt die Erkrankung im Kindesalter ab.

Die Ursache der Neurodermitis ist unklar. Obwohl sich bei diesen Patienten in hoher Konzentration Antikörper gegen Umweltallergene nachweisen lassen, eine Hausstaubmilbensanierung des Schlafbereichs bei vielen Patienten zu einer Linderung der Erkrankung führt und die Neurodermitis bei 50 bis 75% der Betroffenen Vorbote eines allergischen Schnupfens oder eines Asthma ist, liegt der Neurodermitis offenbar keine allergische Reaktion zugrunde.

Über die Häufigkeit von Allergien und Asthma gibt es heutzutage relativ genaue Zahlen: Nach einer Studie aus dem Jahr 2013 leiden 14,3% aller Erwachsenen in Deutschland unter einem ärztlich bestätigten Heuschnupfen und 8,6% unter einem Asthma. Wohlgemerkt: In dieser Studie wurde nach ärztlich bestätigten Diagnosen gefragt. Patienten, die sich mit ihrer Erkrankung nicht ärztlich vorgestellt hatten, sind in diesen Zahlen nicht berücksichtigt!

jedes zehnte Schulkind

Bei Kindern ist die Krankheitshäufigkeit noch größer: Die Asthmahäufigkeit wird bei Schulkindern auf 10 bis 12% geschätzt. Asthma ist heute die häufigste chronische Erkrankung im Kindesalter!

ISAAC-Studie

Aus den Ergebnissen der ISAAC-Studie und des European Community Respiratory Health Survey, einer weiteren Untersuchung zur Häufigkeit von Asthma und allergischem Schnupfen bei Erwachsenen in West-Europa, lässt sich hochrechnen, dass europaweit mindestens 30 Millionen und weltweit etwa 300 Millionen Menschen an Asthma leiden. Dabei zeigte die ISAAC-Studie interessanterweise, dass nicht alle Länder gleich betroffen sind: So beträgt die Häufigkeit allergischer Erkrankungen in Äthiopien nur 1,6%, während sie in Schottland bei 36,8% liegt. Überhaupt findet sich die höchste Asthma- und Allergiehäufigkeit (25-40%) in englischsprachigen Ländern, wie

Großbritannien, Australien, Neuseeland und Irland, gefolgt vom amerikanischen Kontinent. Ein Blick auf die Weltkarte zeigt, dass die Nationen des Westens häufiger betroffen sind. Dagegen werden in osteuropäischen Staaten, in Indonesien, Griechenland, China, Taiwan, Usbekistan und Äthiopien nur sehr selten Allergie- und Asthma-Beschwerden angegeben (etwa 2% bis 5%). Deutschland findet sich im Mittelfeld der Asthmastatistik wieder.

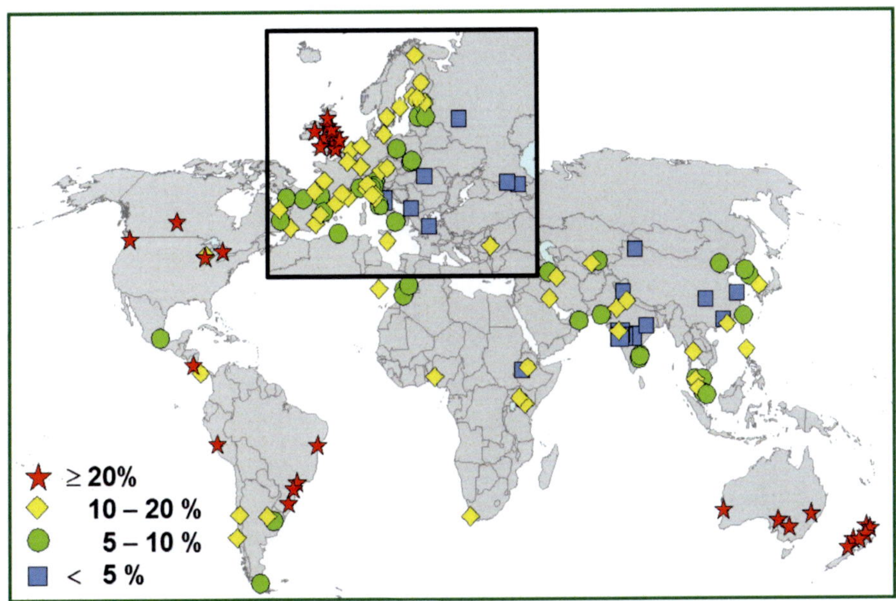

Abbildung 4: ISAAC-Studie: Asthma-Häufigkeit bei Kindern

> **!** Bei dieser Häufigkeit wundert daher nicht, dass Asthma volkswirtschaftlich immense Kosten verursacht: In Deutschland fallen jedes Jahr etwa 1,5 Milliarden Euro an Kosten für die ambulante Behandlung von Asthmatikern an. Zuzüglich der Kosten für Arbeitsunfähigkeit und Krankenhausbehandlung kommt man auf rund 2,5 Milliarden Euro. Europaweit werden die Kosten auf 27 Milliarden Euro pro Jahr geschätzt. Der Löwenanteil der Kosten wird durch Asthmatiker verursacht, deren Krankheit medikamentös schlecht kontrolliert ist.

Etwa 3,5 Millionen Arbeitunfähigkeitstage gehen jährlich in der Bundesrepublik auf das Konto von Asthma-Erkrankungen. Weltweit erreichen allein die Medikamentenkosten extreme Dimensionen: Jährlich werden 400 Millionen Rezepte für Asthma-Medikamente ausgestellt; der Wert dieser Verordnungen beläuft sich auf etwa 5 Milliarden Euro.

Angesichts der Bedeutung der Krankheit hat die Wissenschaft in den 1990er Jahren große Anstrengungen unternommen, der Ursache für die Zunahme von Asthma und allergischen Krankheiten auf die Spur zu kommen.

Luftschadstoffe

Eine Erklärung schien sich damals geradezu aufzudrängen, denn 1990 wurden in Deutschland 1,97 Mio. Tonnen staubförmige und 20,9 Mio. Tonnen gasförmige Luftschadstoffe wie Stickoxide, Schwefeldioxid und Kohlenmonoxid durch Autoverkehr, Heizungsanlagen, Kraftwerke, Gewerbe- und Industrieanlagen in die Luft geblasen. Inzwischen ist die Luft deutlich weniger belastet, aber auch 2020 waren es noch 0,34 Mio. Tonnen Feinstaub bzw. 3,7 Mio. Tonnen gasförmige Luftschadstoffe.

Keines unserer Körperorgane hat so intensiven Kontakt mit der Umwelt wie unsere Lunge. Unsere Körperoberfläche beträgt etwa 1,8 m^2, die Innenfläche unserer Lungenbläschen, über die wir Sauerstoff aufnehmen und Kohlendioxid abgeben, dagegen nahezu 100 m^2. Je nach körperlicher Belastung passieren jeden Tag 12000 bis 40000 Liter Luft unsere Atemwege.

Dass Schwefeldioxid, Stickoxide und Feinstäube in höheren Konzentrationen bei Menschen mit Asthma Anfälle auslösen können, ist seit langem bekannt. Dass kurzzeitig erhöhte Ozonkonzentrationen bei Allergikern die Empfindlichkeit gegen Allergene erhöhen, insbesondere bei gleichzeitiger körperlicher Belastung, ist wissenschaftlich nachgewiesen. Sind Luftschadstoffe am Ende nicht nur für die Auslösung von Beschwerden, sondern auch für die Entstehung von Asthma und Allergien verantwortlich?

erhöhte Ozonkonzentrationen

Tatsächlich haben umfangreiche Untersuchungen Hinweise auf einen Zusammenhang zwischen Luftverschmutzung und Asthma- und Allergiehäufigkeit ergeben:

Eine schwedische Untersuchung konnte beispielsweise zeigen, dass Kinder in Großstädten doppelt so häufig unter Asthma leiden wie Kinder, die auf dem Land groß werden.

Eine große israelische Studie an Schulkindern der 2. und 3. Klasse in Regionen mit geringer, mittlerer und hoher Luftverschmutzung zeigte eine Zunahme von Atemwegssymptomen parallel zum Grad der Luftbelastung. Ähnliche Untersuchungen in den Vereinigten Staaten, Frankreich und der Bundesrepublik bestätigten diese Ergebnisse.

Japanische Wissenschaftler konnten schon in den 80er Jahren nachweisen, dass Menschen, die in unmittelbarer Nähe großer Verkehrstraßen mit einer Randbepflanzung aus Zedern wohnten, zweieinhalbmal häufiger unter einer Allergie gegen Zedernpollen litten als Bewohner ländlicher, verkehrsarmer Gebiete, obwohl die Belastung mit Zedernpollen identisch war.

In Essen wurden allergische Sensibilisierungen gegen Milben und Pollen bei Kindern, die direkt an einer Hauptverkehrsstraße wohnen, fünfmal häufiger gefunden als bei Kindern in weniger schadstoffbelasteten Wohngegenden.

Die Hinweise auf einen Zusammenhang zwischen Luftverschmutzung und Asthma sind so zahlreich, dass bis Anfang der 1990er Jahre in der Schadstoffbelastung der Luft die Hauptursache der zunehmenden Asthmahäufigkeit gesehen wurde.

Untersuchungen kurz nach der Wende in Deutschland

Umso erstaunter war die Fachwelt über Untersuchungen, die kurz nach der Wende in beiden Teilen Deutschlands durchgeführt wurden: Da die Schadstoffbelastung der Luft in der DDR wesentlich höher war als in der Bundesrepublik, erwartete man, dass der Anteil an Asthmatikern und Allergikern in der ehemaligen DDR deutlich über dem in der Bundesrepublik liegen müsste. Aber genau das Gegenteil war der Fall:

- Eine vergleichende Untersuchung an fast 10000 Erwachsenen in Hamburg und Erfurt zeigte, dass damals asthmatische und allergische Erkrankungen in Hamburg häufiger auftraten als in Erfurt.
- Ein Vergleich der Häufigkeit von Asthma und allergischem Schnupfen bei 1051 Schulkindern aus Leipzig und 5030 Schulkindern aus München ergab, dass in den 1990er Jahren in Leipzig 7,3% der Kinder unter einem Asthma litten, in München dagegen 9,3%. Ein allergischer Schnupfen plagte in Leipzig 2,4%, in München 8,6% der Schulkinder.
- Eine Studie, die im Frühjahr 1991 die Häufigkeit von Allergien und Asthma an mehr als 8000 sechsjährigen Kindern aus Sachsen, Sachsen-Anhalt und Nordrhein-Westfalen untersuchte, kam zu dem Schluss, dass Asthma und allergische Sensibilisierungen im Osten wesentlich seltener waren als im Westen.

Diese Ergebnisse überraschten: Der Grad der Luftverschmutzung, bis dahin als entscheidende Ursache für die Zunahme von Allergien und Asthma bronchiale angesehen, stand in keinem Zusammenhang mit der Häufigkeit von Asthma und Allergien.

Warum waren Allergien und Asthma in der Bundesrepublik häufiger als in der früheren DDR? Über die Ursache gibt es drei Theorien:

»Geschwistereffekt«

Die **erste Theorie** könnte man mit dem Begriff „Geschwistereffekt" charakterisieren: Kinder in der DDR hatten mehr Kontakt mit anderen Kindern als in der Bundesrepublik. Die Familien waren aufgrund der hohen Geburtenrate größer und die staatlich erwünschte vollzeitige Berufstätigkeit der Frauen wurde

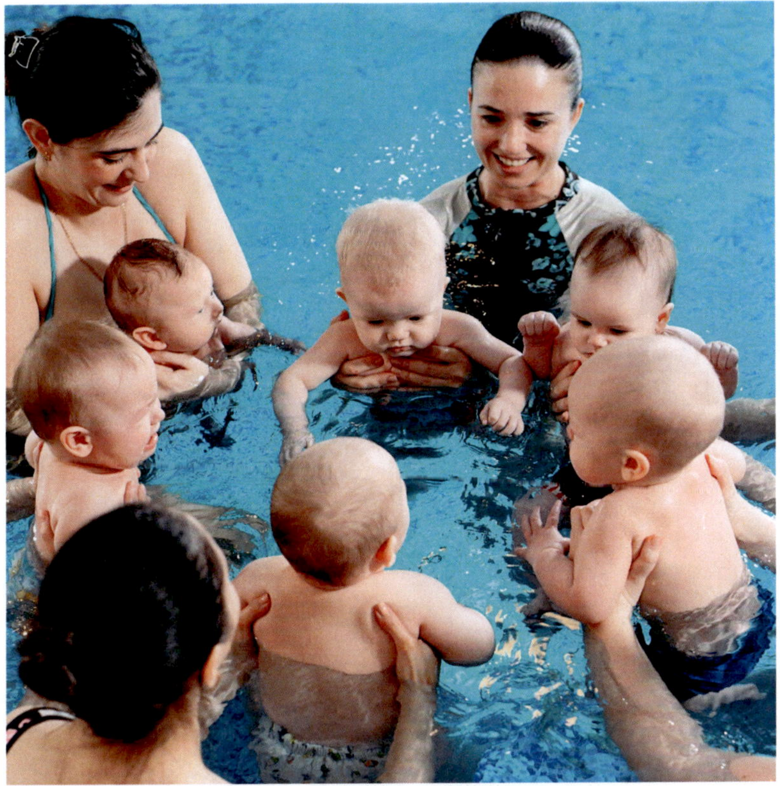

Abbildung 5: Früher Kontakt mit anderen Kindern scheint Allergien vorzubeugen. iStock.com/davit85

dadurch ermöglicht, dass die Kinder bereits im Kleinkindesalter, der Phase, in der das Immunsystem geprägt wird, in Kinderkrippen betreut wurden. Das hatte zur Folge, dass Babys und Kleinkinder in der DDR untereinander viel intensiveren Kontakt hatten als in der Bundesrepublik und das Immunsystem in der Phase der Prägung viel intensiver Krankheitserregern ausgesetzt war. Es spricht einiges dafür, dass das Immunsystem dadurch lebenslang so geprägt wird, dass es für die Ausbildung von Allergien weniger anfällig ist.

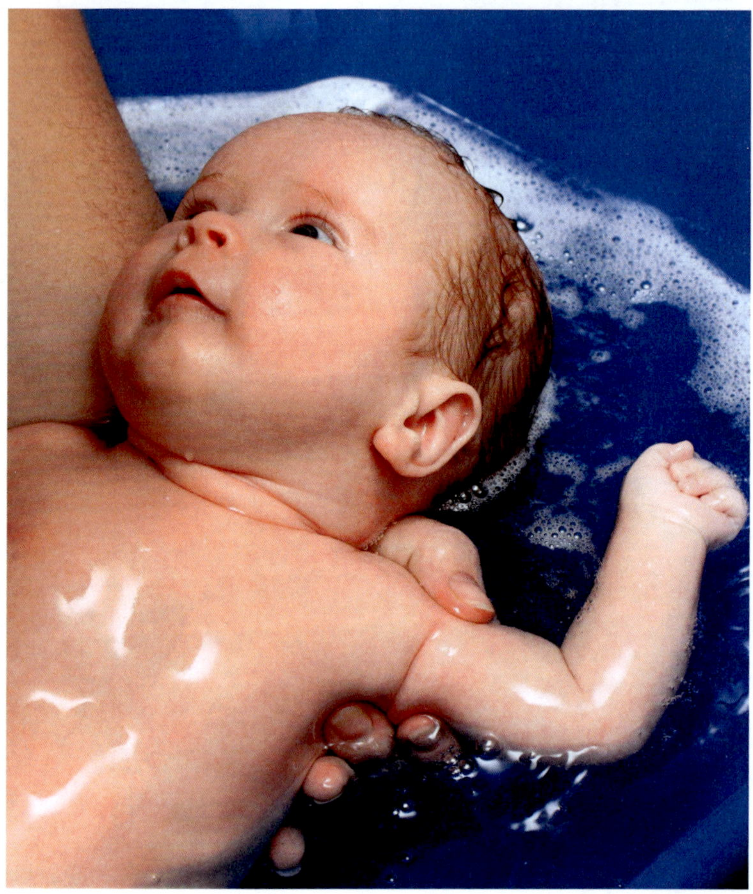

Abbildung 6: Übermäßige Hygiene im Kleinkindalter scheint Allergien zu begünstigen
iStock.com/Mik122

Mit anderen Worten: Es ist denkbar, dass das Immunsystem vor allem dann Allergien ausbildet und Abwehrstoffe gegen harmlose Fremdeiweiße wie Pollen und Milben produziert, wenn es in der frühkindlichen Prägungsphase nicht mit seiner eigentlichen Aufgabe, der Abwehr von Krankheitserregern, beschäftigt ist. Das passt zu der wissenschaftlich gesicherten Beobachtung, dass Asthma und Neurodermitis in kinderreichen Familien seltener auftreten. Außerdem wird diese Theorie von den Forschungsergebnissen britischer Wissenschaftler der Universität Bristol gestützt, die bei der Untersuchung von 14000 Kleinkindern 2002 feststellten, dass sich das Asthmarisiko durch allzu häufiges Waschen erhöht: Wer in den ersten Lebensjahren täglich badet, hat ein um 25 % erhöhtes Risiko, an Asthma zu erkranken. Auch die geringere Asthma-Häufigkeit in Entwicklungsländern passt zu dieser Beobachtung.

allzuhäufiges Waschen

Aber nicht nur die verminderte Auseinandersetzung des Körpers mit Krankheitserregern in der Kindheit, auch der verstärkte Ansturm von Allergenen auf das Immunsystem - so die **zweite Theorie** - könnte das häufigere Auftreten von Asthma und Allergien in der Bundesrepublik erklären:

Seit langem ist bekannt, dass eine andauernde hohe Allergenbelastung bei empfänglichen Personen eine Allergie auslösen kann.

Eindrucksvoll zeigte dies 1995 die Deutsche Multicenter-Atopie-Studie: 1314 Babys wurden während der ersten drei Lebensjahre medizinisch beobachtet: Bei Kindern, die tatsächlich eine Allergie entwickelten, lag eine viermal so hohe häusliche Milbenbelastung vor wie bei den Kindern, die keine Allergie ausbildeten.

Diese Beobachtungen warfen die Frage auf, ob unsere veränderten Lebensgewohnheiten der letzten Jahrzehnte für die Zunahme allergischer Erkrankungen verantwortlich zu machen sind. Dafür ließen sich einige Argumente anführen:

mangelhafter Luftaustausch

Seit der Energiekrise des Jahres 1973 wurden in der Bundesrepublik große Anstrengungen darauf verwendet, den Energieverbrauch durch bessere Isolierung der Wohngebäude zu senken. Mangelhafter Luftaustausch erzeugt jedoch ein Wohnklima mit höherer Luftfeuchtigkeit, in dem Hausstaubmilben optimale Lebensbedingungen vorfinden. Außerdem trägt die Ausstattung unserer Wohnungen mit Teppichböden und Vorhängen, die früher nicht unbedingt üblich war, nochmals zu einer höheren Belastung mit Milbenallergenen bei. Und ein weiterer Aspekt darf nicht übersehen werden: Kinder spielen heute nämlich viel häufiger in der Wohnung als draußen und sind daher Hausstaubmilben-Allergenen in noch stärkerem

Maße ausgesetzt als früher. Auch hier gab es früher Unterschiede zwischen alten und neuen Bundesländern.

Und man weiß inzwischen, dass Allergenkontakt nicht erst nach der Geburt beginnt: Schon während der Schwangerschaft hat das Ungeborenen Kontakt mit Umweltallergenen, weil der Mutterleib keine schützende Barriere für das Kind ist.

Um alle Argumente zusammenzufassen: Fest steht, dass die Innenraumbelastung durch Hausstaubmilben in der Bundesrepublik größer war als in der DDR. Je höher aber die Allergenkonzentrationen in der Atemluft, umso größer die Gefahr, dass sich eine Allergie entwickelt.

Die **dritte Theorie** fußt auf der Beobachtung, dass die Luftverschmutzung in den östlichen Bundesländern vor und direkt nach der Wende dem klassischen Smog entsprach und vor allem durch Schwefeldioxid, Staub und größere Schmutzpartikeln aus Kohlekraftwerken, Industrie- und Haushaltsemissionen bedingt war. In den westlichen Bundesländern (heute gibt es diesen Unterschied zwischen West und Ost nicht mehr) fand sich damals (und heute) ein anderer „Typ" der Luftverschmutzung: Hier sind es Stickoxide (vor allem NO_2), Feinstaub und Sekundär-Schadstoffe wie Ozon, die die Luftverschmutzung ausmachen.

Interessanterweise konnten Forschungsergebnisse zeigen, dass Pflanzen Pollen mit höherem Allergengehalt als normalerweise produzieren, wenn sie in der Reifezeit hohen Ozon- und Stickstoffdioxidkonzentrationen ausgesetzt sind. Dieses Phänomen könnte beispielsweise die Beobachtung erklären, dass sich bei Grundschülern in Süd-Baden ein enger Zusammenhang zwischen Pollenallergie-Häufigkeit und der Ozon-Belastung der Luft nachweisen ließ.

Von Kohlendioxid wiederum ist bekannt, dass es bei einigen Pflanzen zu einer drastischen Steigerung der Pollenproduktion führt. Das zeigen Versuche mit der „Heuschnupfenpflanze" Ambrosia, die unser Verständnis der gegenseitigen Beeinflussung von Luftverschmutzung und Allergie erweitert haben:

Züchtet man Ambrosia unter künstlichen, vorindustriellen CO2-Bedingungen, so erzeugt die Pflanze nur halb so viele Pollen wie heute.

Außerdem hat man herausgefunden, dass Pollenkörner in der Luft mit Feinstaub- und Rußpartikeln verkleben. Das führt dazu, dass die Pollenkörner ihre Allergene in die Luft freisetzen, was normalerweise nicht geschieht. Die Allergene sind wesentlich kleiner als die Pollenkörner selbst, können deshalb tiefer in die Lunge einzudringen und eher eine Allergie auslösen als das intakte Pollenkorn.

Ozon, Feinstaub und Stickoxide begünstigen Allergien

Mit anderen Worten: Es ist nicht die „klassische" industrielle Luftverschmutzung durch Schwefeldioxid, Staub und größere Schmutzpartikel, sondern die „moderne" Luftverschmutzung mit Ozon, Feinstaub und Stickoxiden, die die Entstehung von Allergien zu begünstigen scheint.

Um es auf den Punkt zu bringen: Unser westlicher Lebensstil mit seinen Wohnverhältnissen, dem hohen Sozialstatus, den kleinen Familien, den seltenen frühkindlichen Infektionen und seiner speziellen Form der Luftverschmutzung dürfte für die Zunahme von Asthma und Allergien verantwortlich sein. Welche Faktoren am bedeutsamsten sind, ist jedoch bis heute nicht geklärt, obwohl sich die Wissenschaft seit mehr als 30 Jahren mit diesem Thema beschäftigt.

Mittlerweile hat sich die Zahl der Allergiker und Asthmatiker in West und Ost angeglichen, ein eindrucksvoller Beweis dafür, dass unser westlicher Lebensstil ein Risikofaktor für die Entstehung von Allergien und Asthma ist.

3. Problem Nr. 2: Asthma-Verläufe in den 1980/90er Jahren immer problematischer

Große wissenschaftliche Studien konnten zeigen, dass schwere Asthma-Verläufe vor der Jahrtausendwende weltweit zunahmen. Besonders auffallend war dieser Trend in Großbritannien und Neuseeland, während Deutschland weniger betroffen war.

tödliche Asthma-anfälle

Das betraf nicht nur den Schweregrad des Asthmas, sondern auch Todesfälle. Denn man darf sich nicht darüber hinwegtäuschen, dass Asthma - obwohl die Prognose im Allgemeinen gut ist - im Einzelfall auch einen lebensbedroh-lichen Verlauf nehmen kann. Glücklicherweise sind Todesfälle durch schwere Asthmaanfälle durch ein besseres Verständnis der Erkrankung und deren Behandlung seit den 1990er Jahren in Deutschland und Europa deutlich rückläufig und heute extrem selten.

Ein entscheidender Schritt dahin war die Erkenntnis, dass eine gute Asthma-Therapie nur möglich ist, wenn der Patient seine Erkrankung und deren Behandlung versteht und genau weiß, was im Notfall zu tun ist. Diese Erkenntnis geht auf eine britische Studie aus dem Jahr 1982 zurück, die 90 tödlichen Asthmaanfälle analysierte. Die Untersuchung sollte klären, wie es zu diesen tragischen Verläufen kommen konnte.

Das Ergebnis der Studie löste Bestürzung aus: 86% der Todesfälle hätten vermieden werden können, wenn die Schwere des Asthma-Anfalles richtig erkannt und der Anfall ohne Zeitverzug angemessen behandelt worden wäre. Die meisten Patienten waren gestorben, weil sie die Bedrohlichkeit des Asthmaanfalles unterschätzten, der Anfall nicht entschlossen und früh genug behandelt wurde oder weil Hilfe fehlte.

Auswertung von 90 Asthma-Todesfällen in Grossbritannien 1982:

Hauptursachen tödlicher Asthma-Anfälle

1. Unterschätzung der Gefährlichkeit des Anfalls
2. unzureichende medikamentöse Behandlung des Anfall
3. fehlende Hilfe während des Anfalls

Den Experten wurde klar, dass der Asthmatiker selbst im Asthma-Anfall die Weichen für den weiteren Verlauf stellt und mit seinem Verhalten ganz entscheidend dazu beiträgt, ob eine Gefährdung eintritt oder nicht.

Die Konsequenz: Die britischen Wissenschaftler forderten, dass der Patient als gleichberechtigter Partner des Arztes in die Therapie eingebunden werden muss. Nur so ist es möglich, die Erkrankung optimal unter Kontrolle zu behalten.

AUSWERTUNG VON 90 ASTHMA-TODESFÄLLEN IN GROSSBRITANNIEN 1982:

Maßnahmen-Katalog zur Verhütung lebensbedrohlicher Asthmaanfälle

1. Patient und Angehörige müssen besser über die Erkrankung informiert sein
2. tägliche Selbstkontrolle des Asthmas durch Peak-Flow-Messungen
3. der Asthmatiker muss verstehen, dass eine vorbeugende Therapie notwendig ist
4. der Asthmatiker muss wissen, wie die Therapie dem Schweregrad des Asthmas anzupassen ist
5. der Asthmatiker muss wissen, was im Notfall zu tun ist

Patient und Arzt als Partner: Das setzt voraus, dass der Patient bestens über seine Erkrankung und deren Behandlung informiert ist. Wie sollte er sonst in der Lage sein, in bestimmten Situationen die Therapie selbst in die Hand zu nehmen, bis er Rücksprache mit seinem Arzt halten kann?

Der Patient als gleichberechtigter Partner des Arztes

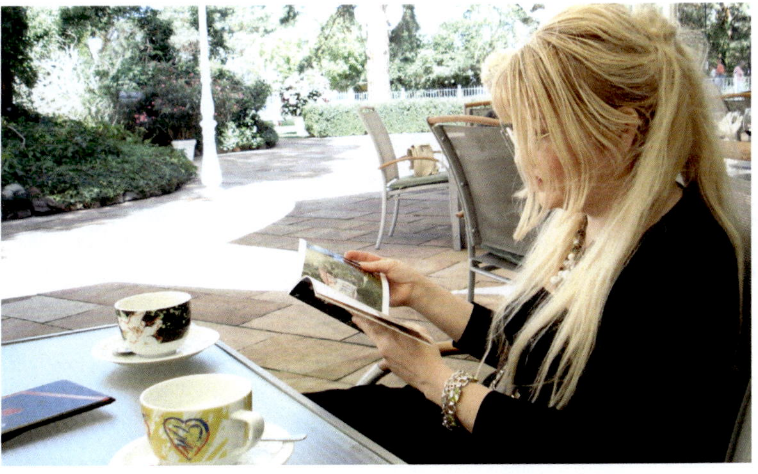

Abbildung 7: ein Asthmatiker muss bestens über seine Erkrankung und deren Behandlung informiert sein

Arzt und Patient als Partner: Das ist nur möglich, wenn der Arzt dem Patienten Einsicht in die Behandlungsstrategie gewährt. Der Patient muss Wissen über seine Erkrankung und deren Behandlung erwerben, er muss geschult werden. 10 Jahre nach dem historischen Appell der britischen Wissenschaftler nach Einbeziehung des Patienten als Partner in die Therapieplanung traf sich im März 1992 eine Arbeitsgruppe von 18 Ärzten und Wissenschaftlern aus 11 Ländern in den Vereinigten Staaten und erarbeitete einen „Internationalen Konsensus Bericht zur Diagnose und Behandlung des Asthma bronchiale“, der weltweit als Grundlage für die Therapie des Asthma bronchiale akzeptiert wurde und die Entwicklung internationaler Behandlungsleitlinien einläutete. Der Bericht betont ausdrücklich, dass eine angemessene ärztliche Betreuung die Schulung der Patienten mit einschließen muss.

Ein Jahr später gründeten die Weltgesundheitsorganisation und zwei amerikanische Gesundheitsorganisationen die „Global Initiative for Asthma“, abgekürzt GINA, um international akzeptierte Behandlungs- und Schulungsleitlinien für Asthmakranke zu entwickeln.

Ein großer Schritt nach vorn gelang GINA schließlich 2006 mit der Neufassung der international gültigen Empfehlungen zur Asthmatherapie. Diese Empfehlungen vollzogen endlich eine Abkehr von der Asthmabehandlung nach Schweregrad, die sich als untaugliches Konzept erwiesen hatte, hin zu einer Behandlungsstrategie zur Symptomkontrolle (wie sie bereits in der 1. Auflage dieses Buches 1997 empfohlen wurde). Die Empfehlungen der GINA-Leitlinien von 2006 wurden in alle bedeutenden nationalen und internationalen Therapie-Empfehlungen übernommen und stellen heute den Standard dar.

Doch die internationalen Bemühungen um eine optimale Behandlung von Asthmatikern zeigten nur langsam Erfolge: Bei der AIRE-Studie, bei der 1999 2.803 Patienten in 7 europäischen Ländern telefonisch zur Qualität ihrer Asthma-Therapie befragt wurden, erfüllten nur 20% die Kriterien für eine gute Kontrolle des Asthmas. 2014 waren es dann bei der REALISE-Studie mit 8.000 Patienten in 11 europäischen Ländern 55%.

Befragung von 8000 Asthmatikern zur Symptom-Kontrolle in der letzten Woche	erreicht bei
Völlige Beschwerdefreiheit	20 %
Keine Limitierung im Alltag	42 %
Keine nächtlichen Atembeschwerden	46 %
Notfallspray max. 2x benutzt	69 %

Abbildung 8: Die RESPONSE-Studie zur Therapiequalität bei Asthma

Das ist zwar eine eindrucksvolle Verbesserung, aber bedeutet trotzdem, dass 45% der Befragten noch ein unkontrolliertes Asthma hatten.

Um immer wieder auf das Problem Asthma aufmerksam zu machen, führt die Global Initiative for Asthma (GINA) jedes Jahr im Mai in Kooperation mit der Weltgesundheitsorganisation weltweit den Welt-Asthmatag durch, an dem sich mehr als 80 Staaten beteiligen.

II LUNGE UND ATMUNG

1. Sauerstoff zum Leben

Unser Körper besteht aus etwa 60 Billionen Zellen. Jede dieser Zellen benötigt Energie, um die vielfältigen Funktionen zu erfüllen, die sie im Gewebeverbund wahrnehmen muss. Eiweiße, Kohlenhydrate und Fette, die im Magen-Darm-Trakt zerkleinert und in ihre Bestandteile aufgespalten werden, werden auf dem Blutweg zu den Zellen transportiert, in das Zellinnere aufgenommen und dort weiter abgebaut. Schließlich werden die so entstandenen Moleküle in den Energiezentren der Zellen, den Mitochondrien, unter Zuhilfenahme von Sauerstoff in Wasser und Kohlendioxid oder Harnstoff zerlegt. Bei dieser chemischen Reaktion, einer Oxidation, wird Energie frei, mit deren Hilfe kleine Energiespeichermoleküle aufgebaut werden. Auf diese Energiespeichermoleküle kann die Zelle jederzeit zurückgreifen, um ihren Energiebedarf zu decken.

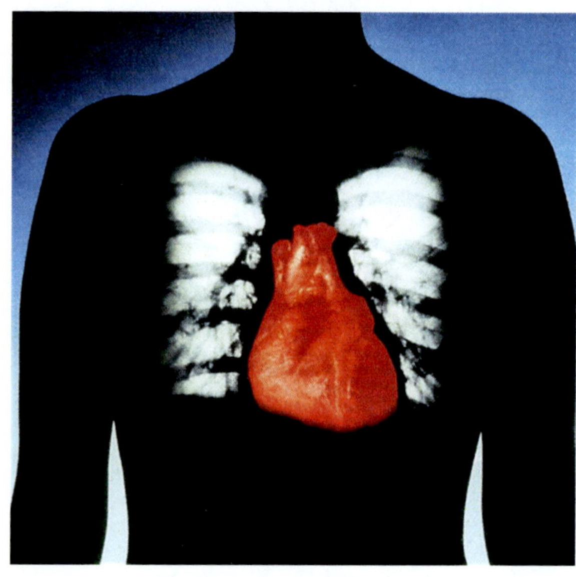

Abbildung 9: Lunge und Herz: ein funktionelles System

Ohne ständige Nachlieferung von Sauerstoff in die Zellen wäre eine Energiegewinnung nicht möglich. Diese Aufgabe wird von der Lunge und dem Herzkreislaufsystem wahrgenommen, die auch für Abtransport und „Entsorgung“ des Kohlendioxids aus den Zellen und dem Körper zuständig sind.

2. Die Atmung

Lunge und Brustkorb haben Ähnlichkeit mit einem Blasebalg. Bei der Einatmung hebt sich der Brustkorb und senkt sich das Zwerchfell: Die Brusthöhle wird erweitert; Luft strömt in die Lunge. Mit der Ausatmung wird die Luft wieder aus dem Brustkorb hinausgedrückt. 10000 bis 20000 Liter Luft passieren jeden Tag unsere Atemwege.

Die Luft strömt durch Nase oder Mund über den Kehlkopf in die Luftröhre, einem 1,5 bis 2 cm weiten Rohr, dessen Vorder- und Seitenwände durch Knorpelspangen verstärkt sind.

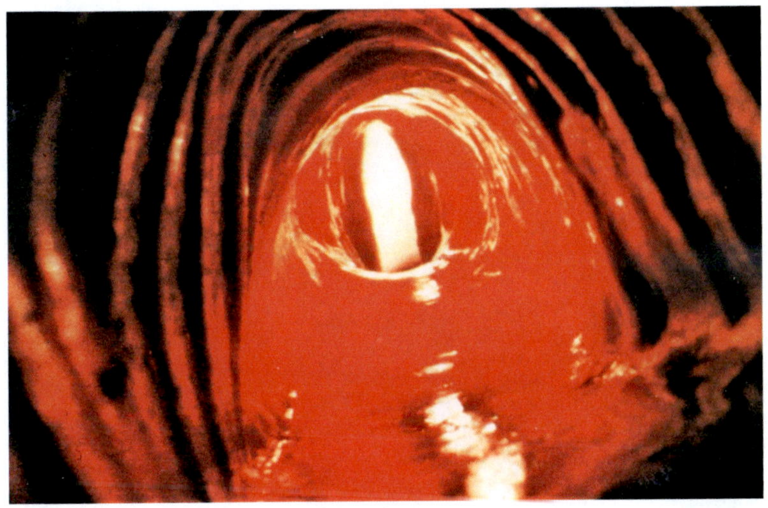

Abbildung 10: Blick in die Luftröhre. Nach oben wird sie durch die Stimmbänder des Kehlkopfes abgeschlossen. Knorpelspangen versteifen Vorder- und Seitenwände. Ein spiegelnder Schleimfilm überzieht die Schleimhaut.

Die Luftröhre zweigt sich 23 mal in immer dünnere Röhren auf, die von einem Muskelschlauch umschlossen sind. Bis zur 9. Aufteilung werden die Atemwege durch Knorpelspangen stabilisiert und als Bronchien bezeichnet. Ab der 10. Aufteilung beginnen die Bronchiolen, die nicht mehr durch Knorpel versteift sind. Sie münden schließlich in 80 Millionen Kammern, deren Außenwände von den Lungenbläschen gebildet werden.

Die Zahl der Lungenbläschen ist unvorstellbar groß: Man schätzt sie auf 300 bis 600 Millionen. Die Innenfläche aller Lungenbläschen zusammen ist mit ca. 80 bis 100 m^2 so groß wie ein Tennisplatz.

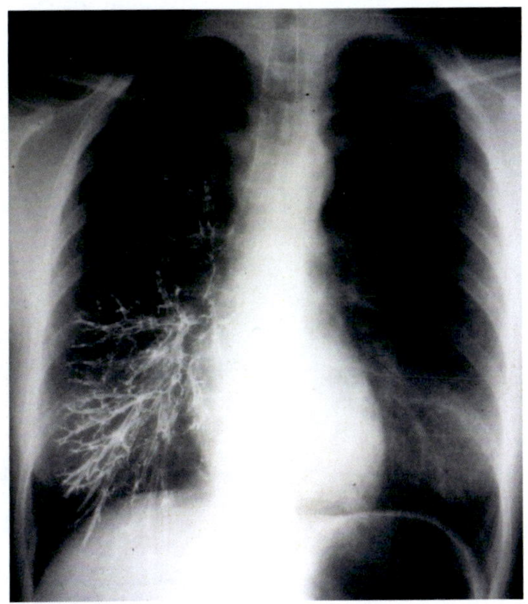

Abb. 11: Die Lunge im Röntgenbild. Die Bronchien der rechten Seite sind durch Kontrastmittel sichtbar gemacht

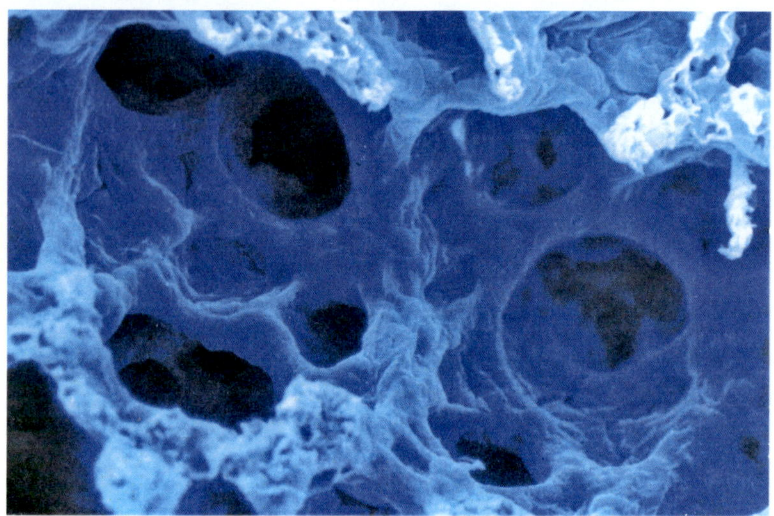

Abbildung 12: Lungenbläschen unter dem Elektronenmikroskop

In den Lungenbläschen findet der Gasaustausch statt: Die rechte Herzkammer, die das sauerstoffarme Blut aus dem Körper ansaugt, pumpt 25 Billionen rote Blutkörperchen pro Minute durch ein Geflecht feinster Blutgefäße, das die Lungenbläschen überzieht. In 0,3 Sekunden passieren die roten Blutkörperchen die Lungenbläschen. In dieser kurzen Zeit tritt der Sauerstoff aus den Lungenbläschen ins Blut über und bindet an die roten Blutkörperchen, während das Kohlendioxid aus dem Blut in die Lungenbläschen wechselt und mit der Ausatmung an die Umwelt abgegeben wird.

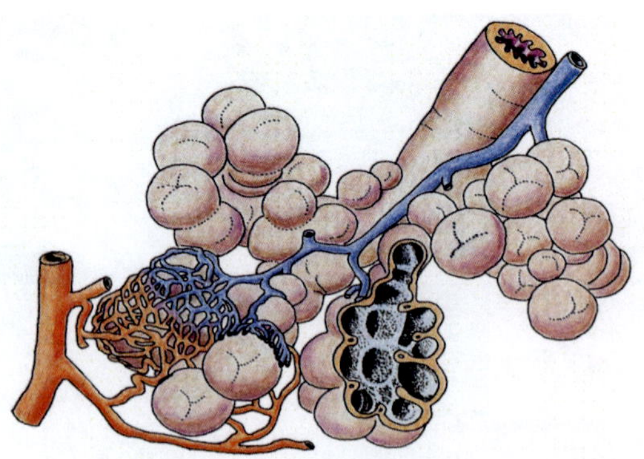

Abbildung 13: Ein Netz feinster Blutgefäße, die Lungenkapillaren, umspinnt die Lungenbläschen. Hier findet der Gasaustausch, der Wechsel von Sauerstoff in das Blut und von Kohlendioxid in die Lungenbläschen, statt

Aus der Lunge strömt das sauerstoffbeladene Blut in die linke Herzkammer und wird von dort in die Körperperipherie weitergepumpt.

In der Körperperipherie geben die roten Blutkörperchen den Sauerstoff an die Zellen ab und nehmen das dort gebildete Kohlendioxid auf, um es wieder zur Lunge zu transportieren.

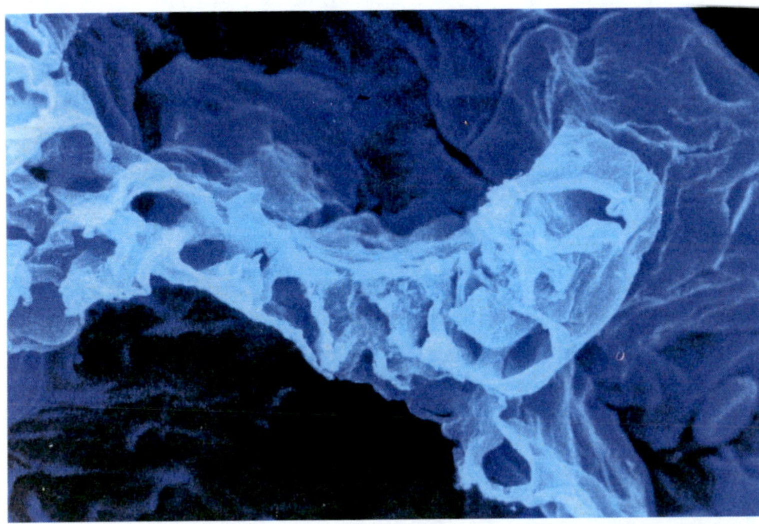

Abbildung 14. Die Scheidewand zwischen zwei Lungenbläschen mit angeschnittenen Lungenkapillaren (elektronenmikroskopische Aufnahme)

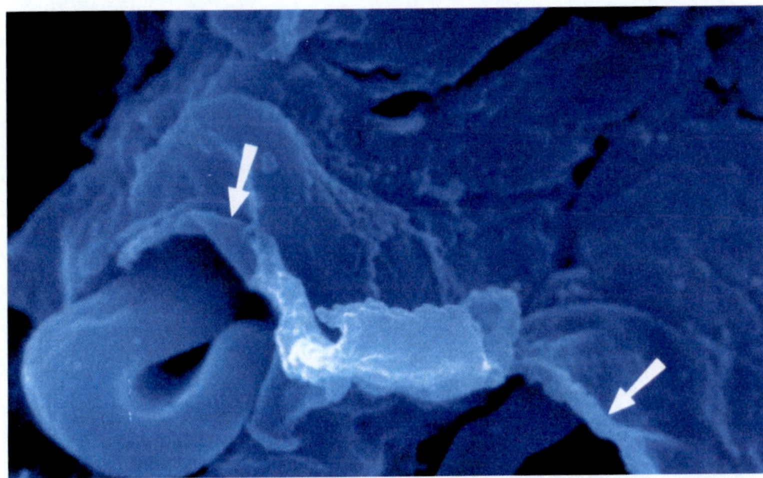

Abbildung 15: Lungenbläschen von innen (elektronenmikroskopische Ansicht). Die Scheidewand zwischen zwei Lungenbläschen ist mit einem Pfeil markiert. Am linken Bildunterrand erkennt man ein zusammengerolltes rotes Blutkörperchen, das sich durch ein Blutgefäß zwängt.

3. Die Abwehrmechanismen von Lunge und Bronchien

Kein anderes Organ unseres Körpers ist schädlichen Einflüssen unserer Umwelt so intensiv ausgesetzt wie die Lunge. Mit jedem Atemzug fluten Millionen feinster Staubteilchen, Faserpartikel, Bakterien, Viren, Pilzsporen, Pollen und Umweltschadstoffe durch unsere Atemwege. Mit diesen Fremdstoffen und Krankheitserregern müssen Bronchien und Lunge fertig werden. Dazu ist unser Atemorgan mit einem ausgeklügelten Abwehrsystem ausgestattet:

Nase und Rachen sind für die Grobreinigung der eingeatmeten Luft zuständig: Größere Teilchen bleiben in den Haaren der Nase hängen oder prallen in den Schleimfilm der Rachenhinterwand.

Während der Passage durch Nase und Atemwege wird die Atemluft angewärmt und angefeuchtet, um die empfindlichen Oberfächen nicht zu reizen.

Das ganze Röhrensystem der Atemwege ist mit Schleimhaut ausgekleidet, die überwiegend aus Flimmerzellen besteht. Jede einzelne trägt etwa 200 Flimmerhärchen. Unter dem Elektronenmikroskop sieht die Schleimhaut daher wie ein Getreidefeld aus.

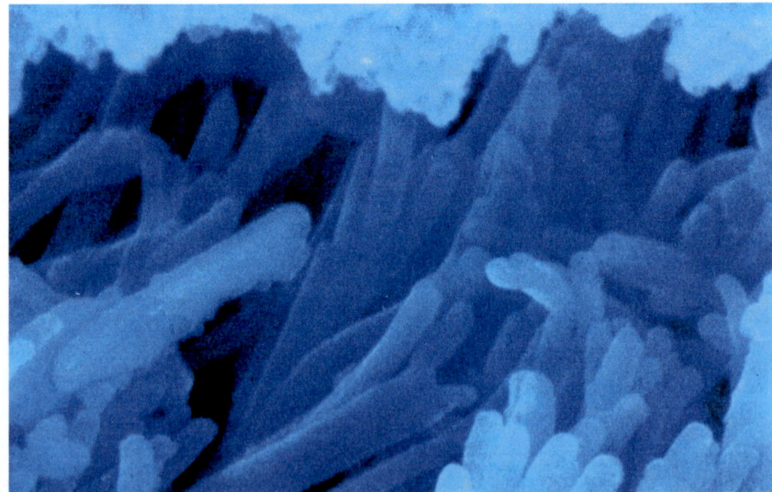

Abbildung 16: Elektronenmikroskopische Aufnahme der Flimmerhärchen. Über den Flimmerhärchen ist die Schleimschicht zu erkennen

Zwischen den Flimmerzellen liegen Zellen, die wie schleimgefüllte Becher aussehen, sogenannte Becherzellen. Sie produzieren täglich ca. 200 - 400 ml Schleim, der wie ein Teppich über den Flimmerhärchen der Schleimhaut liegt. Durch wellenförmige Schlagbewegungen der Flimmerhärchen (1000 bis 1500 mal pro Minute) wird der Schleimteppich mit einer Geschwindigkeit von 1 - 2 cm pro Minute aus der Tiefe der Bronchien Richtung Kehlkopf geschoben. Dort angekommen wird der Schleim unbemerkt verschluckt. Becherzellen

Verunreinigungen der Luft wie Staubpartikel, Bakterien und Pollen werden mit dem Atemstrom in den Schleim hineingewirbelt und bleiben dort haften. Was nicht von den körpereigenen Abwehrzellen vor Ort abgetötet oder aufgenommen und entsorgt wird, wird mit dem Schleimteppich wie auf einem Förderband Richtung Kehlkopf geschoben und aus den Atemwegen hinausbefördert. Bakterien, die so in den Magen gelangen, werden von der Magensäure zerstört.

Ein gesunder Mensch nimmt Schleimbildung und -transport gar nicht wahr. Auswurf und der sogenannte Raucherhusten sind bereits Krankheitssymptome: Erst wenn mehr als 200 bis 400 ml Schleim pro Tag produziert werden, sind die Flimmerhärchen überfordert; der vermehrte Schleim wird jetzt von den Bronchien wie ein „in die falsche Röhre" geratener Fremdkörper behandelt und löst einen Hustenreflex aus: Mit Luftgeschwindigkeiten zwischen 30 und 50 Litern pro Sekunde wird der Auswurf abgehustet.

III KRANKHEIT ASTHMA

1. *Wie hängt das zusammen: Verengte Bronchien, bronchiale Überempfindlichkeit, asthmatische Entzündung?*

Die Kenntnis, dass die Atemnot des Asthmatikers auf eine Verengung der Bronchien zurückzuführen ist, ist älter als 2000 Jahre. Verengung der Bronchien

Der aus Pergamon stammende Arzt Galen (129-199 n. Chr.) nahm an, dass die Atemwege des Asthmatikers durch Schleim verlegt würden. Galen wusste nicht, dass der Schleim in den Bronchien selbst produziert wird. Er vermutete, dass er aus dem Gehirn stamme und von dort in Luftröhre und Bronchien flösse. Diese Lehre erschien den Menschen des Mittelalters so plausibel, dass sie mehr als 1000 Jahre als verbindlich galt.

Im Jahre 1701 veröffentlichte Bernardino Ramazzini (1633-1714), damals gerade vom Senat von Venedig auf den Lehrstuhl für Allgemeinmedizin berufen, in Modena sein Aufsehen erregendes Buch „Die Krankheiten der Künstler und Handwerker". Er erkannte, dass Entstehung und Schweregrad des Asthmas auch von Lebens-, Umwelt- und Berufsbedingungen abhängen und beschrieb als einer der Ersten das Bäckerasthma. Dass hier allergische Prozesse eine Rolle spielen, erkannte er freilich nicht. Er war der Auffassung, dass sich der eingeatmete Mehlstaub im Mundraum mit dem Speichel vermenge und zu Teig werde, der dann die Atemwege verstopfe.

Heute wissen wir, dass die Verengung der Bronchien durch drei **Mechanismen** zustande kommt: Der Muskelschlauch, der die Bronchien umhüllt, zieht sich zusammen, die Bronchialschleimhaut schwillt an, und die Drüsenzellen der Bronchialschleimhaut bilden vermehrt zähen Schleim. Alle drei Mechanismen tragen zur Verengung der Bronchien bei; allerdings spielt die Verkrampfung der Bronchialmuskulatur die Hauptrolle.

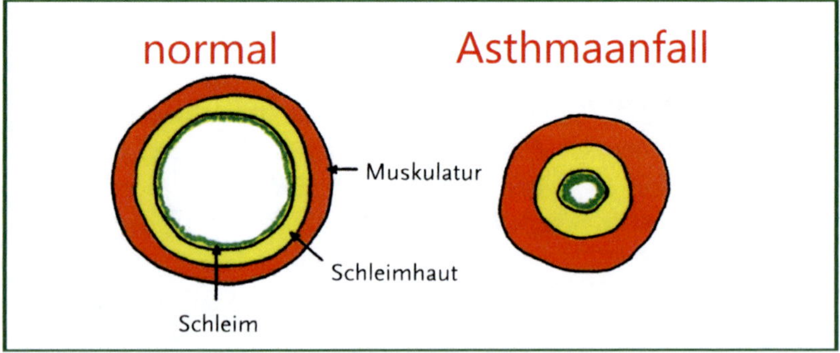

Abbildung 17: Bronchialquerschnitte (schematische Darstellung); links normale Bronchien, rechts Bronchien beim Asthmaanfall: Die Bronchialmuskulatur ist verdickt, die Schleimhaut aufgeschwollen, zäher Schleim verlegt die Lichtung

Die Verengung der Atemwege führt in der Regel zu einer **Lungenüberblähung**: Beim Einatmen erweitert sich der Brustraum, was zu einer geringgradigen Aufdehnung der Bronchien führt. Bei der Ausatmung läuft der umgekehrte Vorgang ab: Der Brustkorb senkt sich und die Zwerchfelle treten höher. Es kommt zu einer leichtgradigen Verengung der Atemwege.

Lungen-überblähung

Dieser geringe Unterschied im Atemwegsquerschnitt hat normalerweise keine Bedeutung. Im Asthmaanfall sind die Atemwege jedoch bereits verengt. Die zunehmende Kompression der Bronchien in der Ausatemphase führt jetzt dazu, dass die Luft nicht mehr vollständig aus den Lungenbläschen abströmen kann; die Lungenbläschen werden aufgepumpt, es entsteht eine Lungenüberblähung.

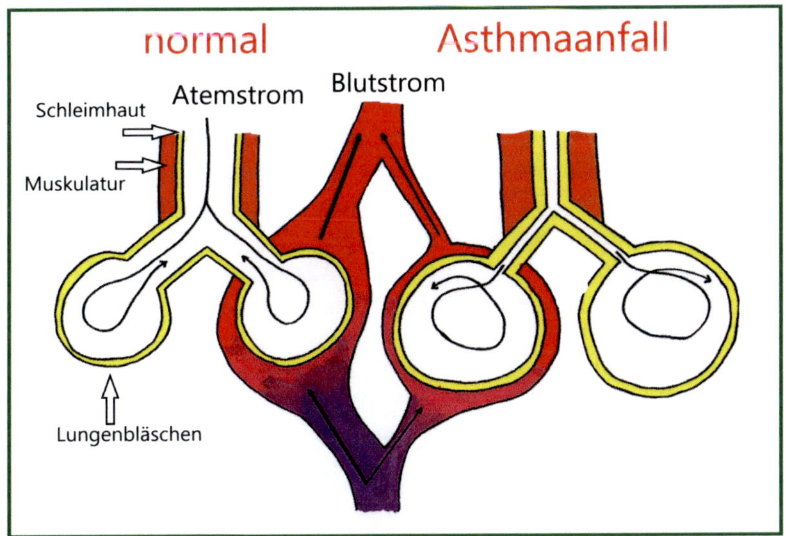

Abbildung 18: Asthma-Anfall (schematische Darstellung): Die Verengung der Bronchien führt zu einer Überblähung der Lungenbläschen; sind die Lungenbläschen schlecht belüftet, reagiert der Körper mit einer Engerstellung der Blutgefäße. Dadurch wird das sauerstoffarme Blut zu gut belüfteten Lungenabschnitten umgeleitet

Ausgelöst wird die Bronchialverengung durch reizende Dämpfe oder Stäube, durch intensive Gerüche, Atemwegsinfektionen und körperliche Anstrengung, durch Allergene und nebelige Witterung. Diese Überempfindlichkeit des Asthmatikers gegen bestimmte Stoffe und Reize unserer Umwelt, die beim

Bronchiale Überempfindlichkeit

Gesunden keine Beschwerden auslösen, wird in der Medizin als **„Bronchiale Hyperreaktivität“** bezeichnet.

Forschungsergebnisse der 80er Jahre erweiterten unser Verständnis der Krankheit Asthma: Man erkannte, dass der ganze Krankheitsprozess von einer **Entzündung der Bronchialschleimhaut** ausgeht, die die Überempfindlichkeit des Bronchialsystem auslöst und unterhält.

Heute verstehen wir daher unter Asthma bronchiale eine chronische, entzündliche Atemwegserkrankung, die zu einer Überempfindlichkeit des Bronchialsystems führt. Das überempfindliche Bronchialsystem reagiert auf zahlreiche Reize mit einer Bronchialverkrampfung, so als sollten die Reizstoffe am Eindringen in den Atemtrakt gehindert werden. Die Folge: Mit der Bronchialverengung treten Husten, pfeifende Atemgeräusche, Engegefühl in der Brust und Atemnot auf. Anders als bei der COPD (chronisch obstruktive Lungenkrankheit), die durch eine dauernde Verengung der Atemwege charakterisiert ist, bildet sich die Bronchialverengung beim Asthma manchmal von allein, in der Regel aber unter medikamentöser Behandlung im Allgemeinen völlig zurück.

2 Der Beginn des Asthmas: Die asthmatische Entzündung

Überempfindlichkeit meist zeitlebens

Die bronchiale Überempfindlichkeit des Asthmatikers wird durch eine chronische Entzündung der Atemwege verursacht. Einmal eingetreten bleibt die bronchiale Überempfindlichkeit meistens zeitlebens bestehen. Je schwerer die Entzündung, um so ausgeprägter auch die Überempfindlichkeit des Bronchialsystems.

Mit der Atemwegsentzündung reagiert der Körper auf eingedrungene Mikroorganismen, Allergene oder aggressive chemische Stoffe. Es ist noch nicht bis ins letzte geklärt, warum bestimmte Menschen eine asthmatischen Atemwegsentzündung entwickeln und andere nicht. Je nach auslösender Ursache unterscheidet man ein allergisches von einem nicht-allergischen Asthma bronchiale.

Ist der Entzündungsprozess einmal in Gang gekommen, bleibt in der Bronchialschleimhaut nichts mehr beim Alten.

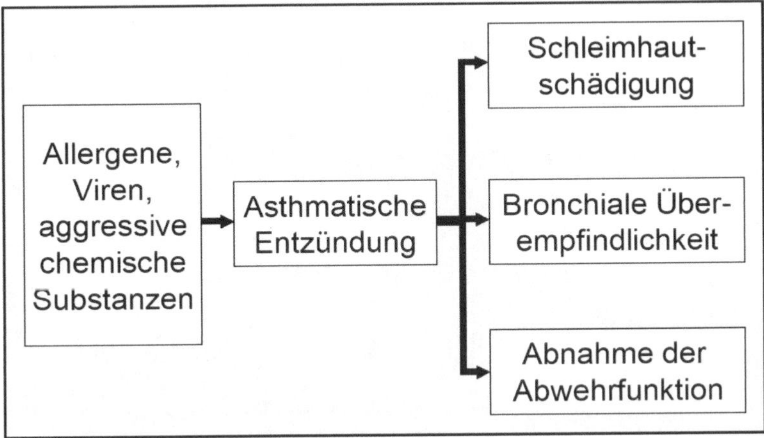

Abbildung 19: Die asthmatische Entzündung

Das komplizierte bronchiale Abwehrsystem, das verhindern soll, dass Schadstoffe, Mikroorganismen und Allergene den Organismus schädigen, bricht zusammen: Zahllose Flimmerzellen verlieren Flimmerhärchen, lösen sich von der Bronchialwand und gehen schließlich zugrunde. In schweren Fällen kommt es zur vollständigen Abtragung der Bronchialschleimhaut.

Die Zahl der schleimbildenden Zellen wiederum nimmt zu. Das vermehrt gebildete Sekret staut sich im Bronchialsystem zurück, weil der Flimmerapparat zerstört ist.

Aus der Blutbahn heraus setzt eine Invasion der Schleimhaut mit Entzündungszellen ein. Aus absterbenden Entzündungszellen werden Enzyme freigesetzt, die Eiweiße abbauen können. Die Entzündungszellen benötigen diese Enzyme, um Eindringlinge wie Bakterien zerstören zu können. Freigesetzt, richten sich die Enzyme jedoch gegen das eigene Gewebe und führen dazu, dass in der überblähten Lunge die Scheidewände zwischen den Lungenbläschen angegriffen und zerstört werden.

Unter dem Elektronenmikroskop sieht die Schleimhaut so verwüstet aus, als wäre ein Sturm über ein Getreidefeld hinweggefegt:

Bezirke, in denen sich die Schleimhautzellen von der Bronchialwand abgelöst haben und die daher wie abgemäht aussehen, wechseln mit entzündlich aufgequollenen Schleimhautarealen.

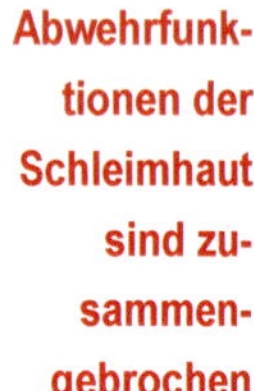

Abwehrfunktionen der Schleimhaut sind zusammengebrochen

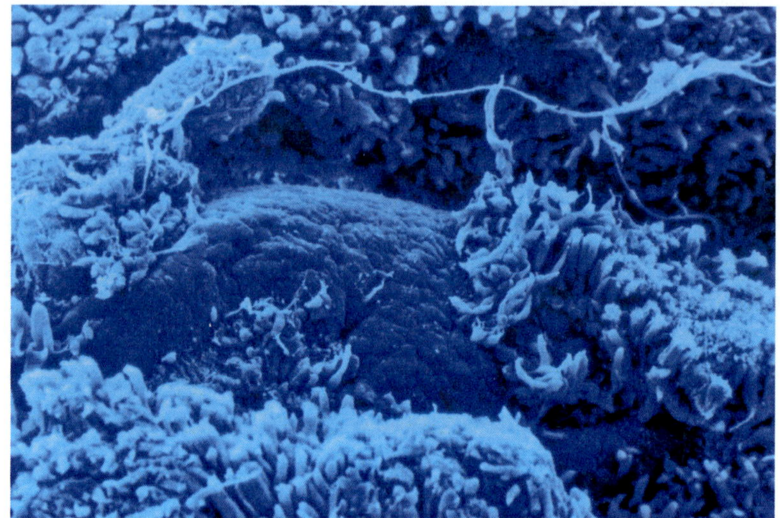

Abbildung 20: Schleimhautschäden bei chronisch entzündetem Bronchialsystem

Nervenenden, die bislang geschützt zwischen den Zellen lagen und von Schleim bedeckt waren, liegen plötzlich ungeschützt an der Oberfläche. Ihre Reizung führt zu einer reflektorischen Bronchialverengung. Die Abwehrfunktionen der Schleimhaut sind zusammengebrochen. Bakterien und Viren kann jetzt nur noch geringer Widerstand geleistet werden kann, was die Infektanfälligkeit von Asthmatikern erklärt.

Asthma, Chronische Bronchitis, Lungenemphysem, Chronisch Obstruktive Lungenerkrankung (COPD), Asthma-COPD-Overlap-Syndrom (ACO oder ACOS): Wo ist der Unterschied?

Patienten mit verengten Bronchien leiden unter Luftnot und haben oft ähnliche Lungenfunktionsbefunde. Dennoch ordnet die Medizin diese scheinbar gleichen Krankheitsbilder verschiedenen Diagnosen zu, wobei gar nicht selten vorkommt, dass der eine Arzt als Asthma bezeichnet, was der andere für eine chronisch obstruktive Lungenerkrankung (COPD) hält. Für den Patienten sind solche widersprechenden Diagnosen irritierend, obwohl die Behandlung dieser Erkrankungen sehr ähnlich ist.

Sehen wir uns die gültigen wissenschaftlichen **Definitionen** an:

Die gültigen wissenschaftlichen Definitionen

Asthma: Chronisch entzündliche Atemwegserkrankung, die mit einer variablen Verengung der Atemwege einhergeht. Die Atemwegsverengung bildet sich im Allgemeinen spontan oder nach Behandlung vollständig zurück. Sie geht mit einer Überempfindlichkeit der Atemwege einher.

Chronische Bronchitis: Chronische oder wiederkehrende Entzündung der Atemwege mit Husten und Auswurf über mindestens 3 Monate pro Jahr.

Chronisch obstruktive Lungenkrankheit (COPD): Gekennzeichnet durch eine medikamentös wenig beeinflussbare bleibende Verengung der Atemwege. Diese Kombination von dauerverengten Bronchien, Husten, Auswurf und Lungenüberblähung ist das Spätstadium der chronischen Bronchitis, des Lungenemphysems oder des unzureichend therapierten Asthma bronchiale. Die ursprüngliche Atemwegserkrankung, die zur COPD geführt hat, lässt sich zu diesem Zeitpunkt nur durch genaue Rekonstruktion des Erkrankungbeginns mit seinen damaligen Symptomen feststellen.

Lungenemphysem: Gekennzeichnet durch eine medikamentös nicht beeinflussbare, bleibende Überblähung der Lungenbläschen.

Dass die COPD und auch das Lungenemphysem mit ihren Symptomen dem Asthma ähnlich sein können und deswegen manchmal eine **Abgrenzung** schwierig ist, liegt daran, dass beide Erkrankungen häufig mit einer bronchialen Überempfindlichkeit einhergehen. Reizungen des Bronchialsystems führen dann wie beim Asthma zu plötzlicher Atemnot.

Eine exakte Analyse der Symptome, mit denen die Erkrankung ursprünglich begann, ermöglicht aber die Unterscheidung:

Asthma beginnt mit mit trockenem Husten oder Atemnot, die häufig anfallsartig auftritt.
Die **COPD**, deren häufigste Ursache die Schadstoffbelastung der Bronchien durch Zigarettenrauch ist, entwickelt sich auf dem Boden einer chronischen Bronchitis. Chronischer Husten und Auswurf gehen der Luftnot um Jahre voraus, werden vom Patienten aber häufg gar nicht weiter beachtet (viele Raucher halten ihren Raucherhusten, der Ausdruck einer chronischen Bronchitis ist, für völlig normal!). Anfänglich tritt die Verengung der Bronchien noch sporadisch auf und bildet sich spontan oder nach Behandlung vollständig zurück. In dieser Krankheitsphase, die sich am besten als chronische, rezidivierend obstruktive Bronchitis beschreiben ließe (eine allgemein anerkannte Bezeichnung gibt es bedauerlicherweise nicht), ist eine Verwechslung mit einem Asthma nur zu leicht möglich. Schließlich entwickelt sich die COPD mit dauernder Atemwegsverengung, die sich allerdings bei Atemwegsinfekten, Anstrengung, bei Einwirkung reizender Stäube oder Gase vorübergehend verschlimmern kann.

Das **Lungenemphysem** zeigt als Erst-Symptom Atembeschwerden bei körperlicher Anstrengung. Später stellt sich häufig zusätzlich die Symptomatik einer chronischen Bronchitis und einer bronchialen Überempfindlichkeit ein.

Für ein Asthma, das im Verlauf zu einer Dauerverengung der Bronchien führt und für eine COPD, die zusätzlich eine ausgeprägte bronchiale Überempfindlichkeit mit "Asthmaanfällen" aufweist, ist in den letzten Jahren der Begriff **Asthma-COPD-Overlap, kurz ACO**, geprägt worden. Eine eindeutige Definition des Begriffs gibt es derzeit noch nicht.

3. Auslöser der asthmatischen Entzündung (Inducer) und Auslöser asthmatischer Beschwerden (Trigger)

Man muss zwischen Reizen unterscheiden, die durch eine Schädigung der Bronchialschleimhaut die Entzündung der Atemwege einleiten oder verstärken und jenen, die bei bereits vorhandener bronchialer Überempfindlichkeit asthmatische Beschwerden auslösen können, selbst aber keine asthmatische Entzündung verursachen.

Die Auslöser der asthmatischen Entzündung sind die eigentliche Ursache für die Entstehung des Asthma bronchiale; sie induzieren die Erkrankung Asthma und werden deshalb als Inducer bezeichnet. Die wichtigsten Inducer sind Atemwegsinfekte und Allergene. Seltener - aber besonders in der Arbeitsmedizin von Bedeutung - spielen aggressive chemische Verbindungen eine Rolle. Inducer verursachen sowohl die asthmatische Entzündung und damit die bronchiale Überempfindlichkeit als auch asthmatische Beschwerden. Inducer

Anders die als Trigger bezeichneten Reize: Sie schädigen die Bronchialschleimhaut nicht und lösen daher auch keine bronchiale Überempfindlichkeit aus. Ist jedoch bereits eine bronchiale Überempfindlichkeit vorhanden, können sie Asthmaanfälle auslösen. Zu den Triggern zählen u.a. Anstrengung, kalte oder feuchte Luft, Dämpfe und Gase wie Küchendünste, Autoabgase, Haarspray und Farbdämpfe, Stäube und emotionaler Stress. Trigger

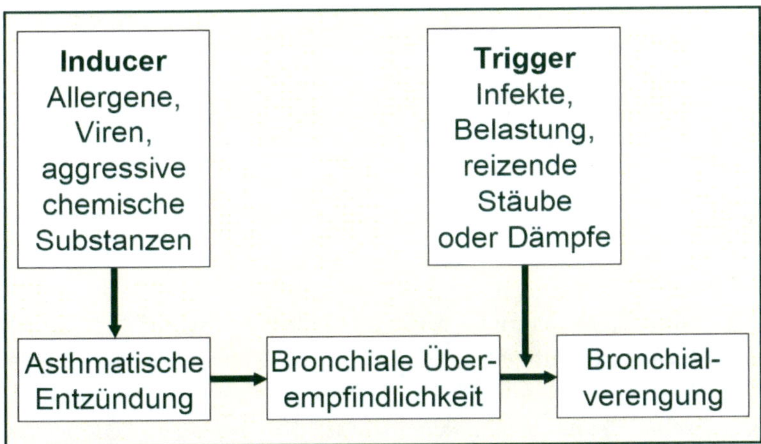

Abbildung 21 Asthmaverursacher – Anfallsauslöser

4. Folgeerkrankungen bei unzureichender Therapie

Die Lebenserwartung eines Asthmatikers unterscheidet sich kaum von der eines anderen Menschen, sofern das Asthma nach heutigem Standard fachgerecht behandelt wird.

Unzureichend behandelt kommt es jedoch zu fatalen Folgeerkrankungen, die - einmal eingetreten - nicht mehr reparabel sind:

Die chronische asthmatische Entzündung zerstört die normalen Abwehrbarrieren der Bronchialschleimhaut und führt zu erhöhter Infektanfälligkeit. Jeder Atemwegsinfekt wiederum verstärkt die Atemwegsentzündung; die Schädigung der Flimmerzellen nimmt weiter zu und damit die Infektanfälligkeit: ein Teufelskreis!

erhöhte Infektanfälligkeit

Die Entzündungszellen, die in die Bronchialschleimhaut einwandern, enthalten Eiweiß-zerstörende Enzyme. Mit Hilfe dieser Enzyme werden beispielsweise Bakterien vernichtet. Sobald die Entzündungszellen absterben, gelangen diese Enzyme in großen Mengen ins Bronchialsystem und sind jetzt eine Gefahr für die Scheidewände zwischen den Lungenbläschen, die sie zerstören.

Schädigung der Lunge

Die Folge: Die Anzahl der Lungenbläschen nimmt ab, die Lungenbläschen werden größer und verlieren ihre Elastizität. Einmal zerstörte Lungenbläschen lassen sich nicht mehr reparieren; es entsteht ein **Lungenemphysem**.

Schädigung des Herzens

Ein unzureichend behandeltes Bronchialasthma kann nicht nur zu einem Schaden an der Lunge, sondern auch zu einer Pumpschwäche der rechten Herzkammer führen.

Das Zusammenspiel von Herz-/Kreislaufsystem und Lunge ist optimal aufeinander abgestimmt, um eine ausreichende Versorgung des Körpers mit Sauerstoff selbst unter ungünstigen Bedingungen zu gewährleisten. Sind einzelne Lungenbezirke schlecht belüftet, wird der Blutstrom dorthin gedrosselt, indem die Blutgefäße verengt werden. Dadurch wird das Blut zu Lungenbläschen umgeleitet, die gut belüftet sind (siehe Abb. 18). Dieser Mechanismus stellt sicher, dass die roten Blutkörperchen trotz regionalen Sauerstoffmangels in der Lunge ausreichend mit Sauerstoff beladen werden.

Aber dieser Schutzmechanismus kann sich auch ins Gegenteil verkehren: Sind nämlich bei einer schweren Bronchialverengung oder bei einem Lungenemphysem alle Lungenbläschen schlecht belüftet, werden sämtliche Blutgefäße in der Lunge enggestellt.

Das Resultat: Die rechte Herzkammer, die das sauerstoffarme Blut durch die Lunge pumpt, muss gegen einen erhöhten Widerstand anarbeiten. Anfangs ist das für die Muskulatur der rechten Herzkammer wie ein Training: Sie wird dicker und kräftiger. Nach relativ kurzer Zeit kann die Herzmuskulatur diese dauernde Mehrarbeit jedoch nicht mehr leisten. Es tritt eine Pumpschwäche ein: Das Blut „staut" sich vor dem Herzen, so dass schließlich Flüssigkeit aus den Blutgefäßen in das umliegende Gewebe übertritt, erkennbar daran, dass die Fußknöchel anschwellen: Eine **Rechtsherzschwäche** ist eingetreten.

SPÄTFOLGEN DES SCHLECHT BEHANDELTEN ASTHMA BRONCHIALE

1. Entwicklung eines Lungenemphysems
2. Pumpschwäche des rechten Herzens

Lungenemphysem und Rechtsherzschwäche sind schwere Folgeschäden eines unzureichend behandelten Asthmas. Sie führen zu dauernden Beschwerden und verkürzen die Lebenserwartung. Glücklicherweise sind diese Asthma-Komplikationen durch die moderne Asthmatherapie selten geworden.

IV Die Allergie, eine Fehlleistung unseres Immunsystems

Nach den Atemwegsinfektionen sind Allergien die wichtigsten Asthma-Inducer.

Unser Körper ist mit einem hochkomplizierten Abwehrsystem ausgestattet, das Schadstoffe, Bakterien oder Viren daran hindern soll, in den Organismus einzudringen und ihn zu schädigen. Die Aufgabe, körperfremde Eiweiße zu identifizieren und zu vernichten, wird von unserem Immunsystem wahrgenommen. Ohne die Fähigkeit des Immunsystems, körpereigene von körperfremden Eiweißen zu unterscheiden, wäre der Mensch selbst durch die Bakterien, die zur normalen Besiedlung des Rachens oder Darms gehören, tödlich bedroht.

Die allergische Reaktion ist eine Fehlreaktion des Immunsystems, das irrtümlich harmlose Fremdeiweiße von Pollen, Milben, tierischen Hautschuppen oder Schimmelpilzen für bedrohliche Eindringlinge hält. Diese Fremdeiweiße werden als **Allergene** bezeichnet.

harmlose Fremdeiweiße

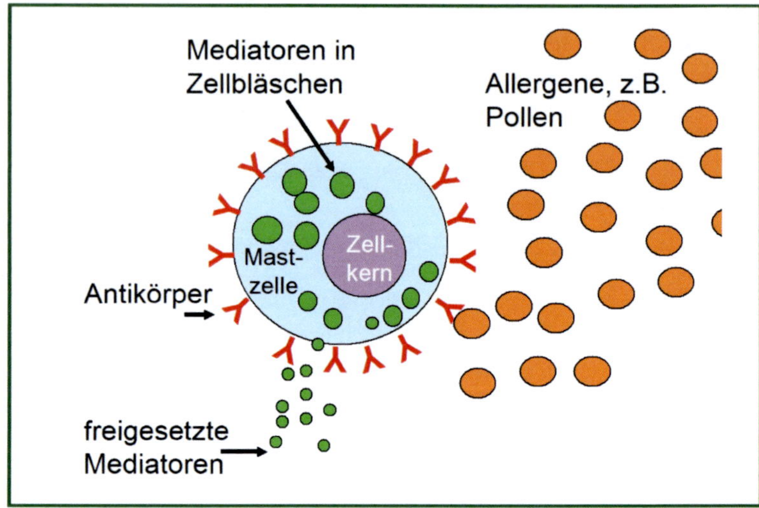

Abbildung 22: Allergische Reaktion: Allergene bilden eine Brücke zwischen zwei IgE-Antikörpern, mit denen die Mastzelle bestückt ist. Dies ist für die Mastzelle das Signal, Mediatoren freizusetzen

Allergene, die in extrem hoher Konzentration über sehr lange Zeiträume auf die Atemwege einwirken, können offenbar bei fast allen Menschen eine Allergie hervorrufen. Dafür sprechen Erfahrungen aus der Arbeitsmedizin.

Normalerweise werden Allergene vom Immunsystem aber nicht weiter beachtet.

Anders jedoch bei Atopikern, zu denen jeder 3. Bundesbürger zählt. Atopiker sind Menschen, bei denen die Schwelle zu allergischen Reaktionen herabgesetzt ist; auf „Allerweltsallergene" wie Pollen, Hausstaubmilben oder Schimmelpilze reagiert das Immunsystem des Atopikers mit der Bildung von Antikörpern, selbst wenn sie in normalen Konzentrationen auf den Atemtrakt einwirken. Antikörper sind eine der Waffen unseres Immunsystems.

Bevor es überhaupt zu einer allergischen Reaktion kommen kann, muss das Immunsystem gegen das Allergen **sensibilisiert** werden: Das Immunsystem erkennt, dass es sich bei den eingeatmeten Allergenen um Fremdeiweiße handelt. Als Antwort produziert es y-förmige Antikörper. Die Fangarme der Antikörper sind auf das Allergen spezialisiert, gegen das sie gebildet wurden. Nur dieses Allergen wird von den

Fangarmen gebunden, so dass den Antikörpern eine Gedächtnisfunktion für unser Immunsystem zukommt: Sie erkennen das Allergen selbst nach Jahren wieder.

Gedächtnisfunktion für das Immunsystem

Mit diesen Antikörpern als Wächter werden die Mastzellen des Atemtraktes bestückt. Mastzellen sind Spezialzellen des Immunsystems, in deren Zelleib unzählige Bläschen mit Botenstoffen, sogenannten Mediatoren, eingelagert sind.

Atopie

Während das Immunsystem normalerweise auch hohe und langdauernde Allergen-Konzentrationen ohne Reaktion hinnimmt, ist bei Atopikern die **Sensibilisierungsschwelle stark erniedrigt**: Sie reagieren mit einer allergischen Sensibilisierung auf übliche Allergen-Konzentrationen.

Für die Allergene von Hausstaubmilbe, Katze, Hund, Rind und Küchenschabe sind heute Schwellenwertkonzentrationen bekannt, deren Überschreitung bei Atopikern zu einer allergischen Sensibilisierung führt.

Wissenschaftliche Untersuchungen zeigen, dass etwa **30% der Bundesbürger** Atopiker sind: Sie neigen dazu, Sensibilisierungen gegen Allergene zu entwickeln. Eine Sensibilisierung lässt sich durch eine allergologische Untersuchung leicht feststellen.

Sensibilisierungen müssen nicht immer mit allergischen Beschwerden einhergehen: Etwa die Hälfte der Atopiker hat keine Beschwerden einer allergischen Erkrankung.

Die Häufigkeit des Asthmas wird in der Bundesrepublik auf 10%, des allergischen Schnupfens auf 15 bis 17% und der Neurodermitis bei Erwachsenen auf 2,5 bis 3,4% und bei Vorschulkindern auf 11,3 bis 12,9 % geschätzt.

Die Sensibilisierungsraten sind unterschiedlich: Im Rahmen der schweizer SALPALDIA-Studie ließ sich bei 32,3% der Untersuchten, also bei jedem dritten, eine allergische Sensibilisierung nachweisen. Dabei rangierten Sensibilisierungen gegen Gräser mit 12,7% vor Sensibilisierungen gegen Milben (8,9%), Birke (7,9%), Katze (3,8%) und Hund (2,8%). Sensibilisierungen gegen Schimmelpilze waren mit 1,76% sehr selten.

In den letzten Jahren ist ein weiteres Phänomen in den Blickpunkt der Forschung gerückt: der Klimawandel. Steigende Durchschnittstemperaturen führen zu einer früheren Blüte von Pflanzen. Der Hitzestress führt dazu, dass die Pflanzen mehr Pollen produzieren als früher.
Erste besorgniserregende Auswirkungen konnte die LEAD-Studie nachweisen, die die Häufigkeit von Allergien in Österreich untersuchte: Dabei zeigte sich in dem kurzen Zeitraum von 2012 bis 2016 eine Zunahme um 13 % !

Dringen dieselben **Allergene ein zweites Mal** in den Atemtrakt ein, ist das Abwehrsystem gut vorbereitet. Die Allergene werden von den Fangarmen der Antikörper sofort identifiziert und gebunden. Dies ist für die Mastzelle das Signal, die Inhaltsstoffe ihrer Bläschen freizusetzen: Innerhalb von Minuten werden Substanzen wie Histamin, Prostaglandin D2, Leukotriene und PAF ausgeschüttet. Geschieht dies an der Nasenschleimhaut, stellt sich Niesreiz ein, die Nase beginnt zu laufen und quälend zu jucken. An der Bindehaut des Auges löst die allergische Reaktion eine akute Bindehautentzündung mit Augenbrennen und Augentränen aus. Werden die Mastzellmediatoren ins Bronchialsystem freigesetzt, kommt es augenblicklich zu einer Verkrampfung der Bronchialmuskulatur. Die Bronchien werden enggestellt, als wolle das Immunsystem verhindern, dass weitere Allergene eingeatmet werden: Wir haben das Vollbild des Asthma-Anfalls.

Nach ein bis zwei Stunden sind die Mediatoren, die die Mastzelle ausgeschüttet hat, abgebaut; die Bronchialverkrampfung bildet sich wieder zurück.

Ruhe kehrt im Bronchialsystem aber noch lange nicht ein: Sobald die Mastzelle ihr ganzes Arsenal an Mediatoren ausgeschüttet hat, beginnt sie sofort mit der Produktion weiterer Substanzen, die sie nach außen abgibt. Die Freisetzung dieser Substanzen ins Bronchialsystem hat zur Folge, dass eine Invasion von Entzündungszellen aus der Blutbahn in die Bronchialschleimhaut erfolgt: Innerhalb von Stunden entwickelt sich

Invasion von Entzündungszellen

eine Entzündung der Bronchialschleimhaut, häufig begleitet von einer nochmaligen Bronchialverengung. Man spricht von der **allergischen Spätreaktion**, die 4 bis 8 Stunden auftritt, nachdem das Allergen in den Atemtrakt eingedrungen ist.

asthmatische Entzündung ist der "Motor" des Asthmas

Die **Entzündung des Bronchialsystems** ist der eigentliche Motor des Asthma bronchiale. Sie führt zu einer bronchialen Überempfindlichkeit, wie wir sie vom nicht-allergischen Asthma kennen: Neben dem Allergen, gegen das der Körper sensibilisiert ist, können jetzt auch nicht-allergische Trigger wie reizende Stäube, Dämpfe und Gase eine Bronchialverengung auslösen.

SPEZIFISCHE UND UNSPEZIFISCHE BRONCHIALE HYPERREAKTIVITÄT

Während beim nicht-allergischen Asthma nur eine sogenannte „unspezifische“ bronchiale Überempfindlichkeit entsteht, bei der Trigger wie reizende Stäube, Dämpfe und Gase Atembeschwerden auslösen können, führt die allergische Sensibilisierung zuerst zu einer spezifischen bronchialen Hyperreaktivität: Atembeschwerden werden durch das Allergen ausgelöst, gegen das der Allergiker sensibilisiert ist. Als Folge der bronchialen Entzündung entwickelt sich jedoch zusätzlich eine unspezifische bronchiale Hyperreaktivität.

Aus diesem Grund laufen die Beschwerden des Pollenasthmatikers mehr oder weniger unabhängig vom Pollenflug durch die Saison weiter. Die unspezifische bronchiale Überempfindlichkeit, die sich parallel zur spezifischen bronchialen Überempfindlichkeit ausgebildet hat, führt nämlich dazu, dass auch nicht-allergische Reize Atembeschwerden verursachen.

1. Die Pollenallergie

Kaum dass der Schnee geschmolzen ist und die Temperaturen etwas ansteigen, beginnt im Januar mit der Blüte der Haselnuss erstes Grün den Winter abzulösen. Was für die meisten

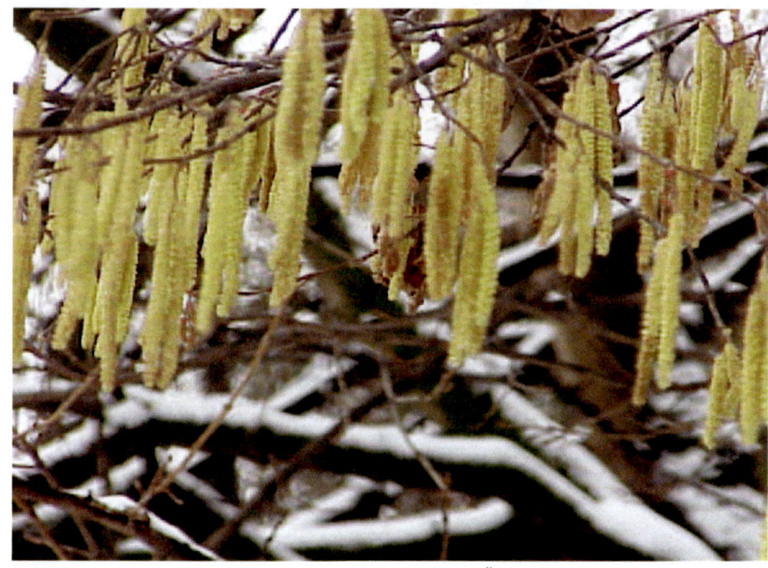

Abbildung 23: blühende Haselnuss im Februar: Auf den Ästen liegt noch Schnee

Menschen das mit Sehnsucht erwartete Frühlingserwachen ist, ist für viele Allergiker der gefürchtete Auftakt der Pollensaison.

Allergien am häufigsten durch Pollen

Allergien werden am häufigsten durch Pollen ausgelöst. Pollen sind Blütenstaub; sie enthalten das männliche Erbgut von Gräsern, Kräutern, Bäumen und Sträuchern. Gelangen Pollenkörner auf den weiblichen Fruchtstand derselben Pflanzenart - man spricht von Bestäubung -, entstehen Samen.

Pflanzen, die sich durch Insektenbestäubung fortpflanzen - häufig schon an farbenprächtigen, auffallenden Blüten erkennbar - produzieren nur verhältnismäßig wenig Blütenstaub. Da ihre Pollen durch Insekten direkt zu weiblichen Fruchtständen verschleppt werden, reicht eine geringe Pollenproduktion aus, um die Vermehrung sicherzustellen.

Anders bei der Windbestäubung: Die Pollen dieser Pflanzen werden vom Wind durch die Luft getragen, manchmal Hunderte von Kilometern weit, und sinken dann zu Boden. Dass dabei ein Pollenkorn zufällig auf einen weiblichen Fruchtstand derselben Pflanzenart gerät, wird dadurch sichergestellt, dass **windbestäubende Pflanzen** unvorstellbar große Pollenmengen freisetzen. So reifen in einem einzigen Birkenkätzchen etwa

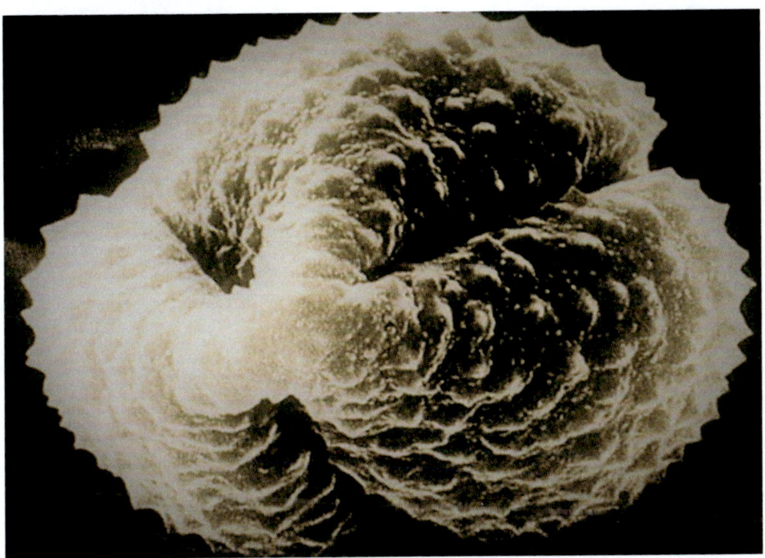

Abbildung 24: Pollenkorn unter dem Rasterelektronenmikroskop

6 Millionen und in einer einzigen Roggenähre etwa 20 Millionen Pollen. Während der Pollenflugzeit werden daher exzessiv hohe Pollen-Konzentrationen in der Außenluft und in der Luft in Innenräumen gemessen. Die hohe Konzentration erklärt, weshalb Pollenallergien im Allgemeinen nur durch windbestäubende Pflanzen ausgelöst werden.

Die Größe der Pollenkörner schwankt zwischen 10 und 100 tausendstel Millimeter; meistens liegt der Durchmesser jedoch zwischen 20 und 30 tausendstel Millimeter.

Pollen bleiben im Nasen-Rachenraum hängen

Teilchen dieser Größe bleiben beim Einatmen im Nasen-Rachenraum hängen. Sie gelangen nicht bis in die Bronchien. Daher ist verständlich, dass eine Pollenallergie im Allgemeinen mit einem allergischen Schnupfen und - da die Pollen auch in Kontakt mit den Bindehäuten des Augen kommen - mit einer allergischen Bindehautentzündung beginnen.

Um asthmatische Reaktionen auszulösen, sind jedoch kleinere Teilchen nötig, die bis in die Bronchien gelangen und sich dort niederschlagen. Man geht heute davon aus, dass asthmatische Beschwerden bei Pollen-Allergikern vor allem durch

Pollen-Bruchstücke ausgelöst werden. Von Graspollen weiß man beispielsweise seit 1992, dass sie bei Einwirkung von Regenwasser zerplatzen und dabei Allergene frei werden, deren Durchmesser unter 3 Mikrometern liegt. Diese Allergene scheinen sich an Schwebstäube der Luft anzulagern, die durch Emissionen freigesetzt werden. Die **Kombination Schwebstaub/Allergen** ist offenbar aggressiver als beide Komponenten für sich allein, was das häufigere Auftreten von Allergien in verkehrsreichen Ballungsräumen erklärt.

! Charakteristischerweise treten Beschwerden bei einer Pollenallergie in den Zeiten des Pollenflugs auf, also zwischen Januar (Haselpollen!) und September. Häufig beginnt die Allergie als allergischer Schnupfen mit Beteiligung der Bindehäute der Augen. Erst später findet ein Etagenwechsel statt, von dem nach mehr als 10 Jahren fast jeder vierte Pollenallergiker betroffen ist: Es entwickelt sich ein allergisches Asthma bronchiale.

2. Die Milbenallergie

1995 wurden Daten der Deutschen Multicenter-Atopie Studie veröffentlicht, die zeigten, dass von den 1314 Kindern, die im Rahmen dieser Studie von Geburt an beobachtet werden, 5,5 % bis zum Alter von drei Jahren eine Hausstaubmilben-Sensibilisierung entwickelt hatten. Unter Erwachsenen liegt die Sensibilisierungsrate gegen Hausstaubmilben bei 9 %. Damit rangiert die Sensibilisierung gegen Milben auf Platz 2 der Allergien und wird an Häufigkeit nur noch von der Gräserallergie übertroffen.

Platz 2 der Allergien

Mit wem haben wir es bei der Hausstaubmilben-Allergie zu tun? Unter dem Mikroskop sieht die Hausstaubmilbe furchterregend aus; doch in Wirklichkeit ist sie nur winzige 0,3 mm groß, wiegt nur 16 Mikrogramm und ist mit bloßem Auge überhaupt nicht sichtbar. Die Hausstaubmilbe lässt sich in nahezu allen Haushalten unter 1000 m Höhe nachweisen. Ein Gramm Hausstaub enthält bis zu 2000 Milben! Weibliche Milben können 25 bis 50 Eier legen; alle 3 Wochen wächst eine neue Milben-Generation heran.

Die Milbe selbst ist ein harmloses Wesen, das keine Krankheiten überträgt. Für Allergiker kann allerdings der Kot der Hausstaubmilbe gefährlich werden: Im Mitteldarm der Milbe wird ein Eiweiß gebildet und mit den Kotbällchen ausgeschieden. Eine Milbe produziert ca. 20 Kotbällchen pro Tag. Das im Kot enthaltene Eiweiß kann Allergien auslösen, die sich als allergischer Schnupfen, allergische Bindehautentzündung oder als Asthma äußern.

die Gefahr geht vom Milbenkot aus

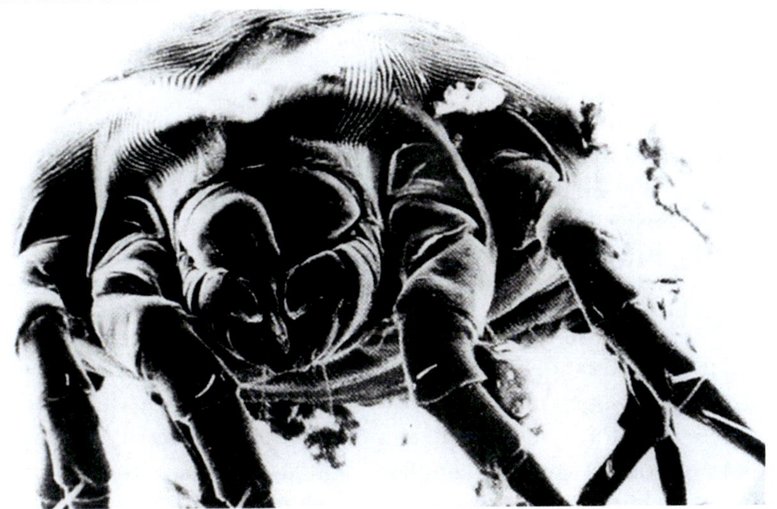

Abbildung 25: Die Hausstaubmilbe unter dem Rasterelektronenmikroskop

Dass Hausstaubmilben Allergien verursachen können, wurde bereits in den 20er Jahren vermutet, der Nachweis konnte jedoch erst 1964 geführt werden. Seit 1968 weiß man, dass der Milbenkot die Allergene enthält, und seit den 80er Jahren ist das **allergisierende Eiweiß in den Kotbällchen** idendifiziert.

Die Milbe ernährt sich von organischen Stoffen, insbesondere von menschlichen Hautschuppen. 70 bis 80 % des Körpergewichts der Milbe besteht aus Wasser, das sie über die Haut aufnimmt. Daher benötigt sie eine ausreichende Luftfeuchtigkeit, um zu überleben. **Optimale Lebensbedingungen** findet die Milbe bei **70 bis 75 % Luftfeuchtigkeit**. Sinkt die Luftfeuchtigkeit unter 50 % ab, sterben die Milben. Die günstigste Temperatur für die Vermehrung der Hausstaubmilben liegt bei **25°C bis 28°C**. Temperaturen über 60°C überleben Milben nicht.

optimale Lebensbedingungen der Hausstaubmilbe

Bedenkt man, dass ein Mensch pro Nacht über die Haut 500 ml Wasser ausschwitzt und daher die Luftfeuchtigkeit in der Nähe des Schlafenden 70 - 80 %, die Temperatur in Körpernähe 25°C bis 28°C beträgt und dass ein Erwachsener ca. 1 bis 1,6 Gramm Hautschuppen pro Tag verliert (genug um 100.000 Milben zu ernähren), wird verständlich, weshalb sich Hausstaubmilben vor allem **im und um das Bett des Menschen** herum konzentrieren. Hier finden die Milben Nahrung in Hülle und Fülle, eine optimale Luftfeuchtigkeit und eine günstige Temperatur.

Matratzen sind ideale »Milbenwohnungen«

Die höchsten Milbenkonzentrationen finden sich in Matratzen. Dabei ist völlig gleichgültig, aus welchem Material die Matratze gefertigt ist: Auch in Schaumstoff- und Latexmatratzen fühlen sich Milben wohl.

Aber nicht nur im Schlafzimmer, sondern auch in Polstermöbeln, Teppichböden, Vorhängen, Kuscheltieren und im normalen Hausstaub sind Milben zu finden. Sie leben ebenso in Textilien aus Natur- wie aus Kunstfasern.

Die Hauptbelastung in den Wohnungen findet sich jedoch in Matratzen: Die Milbenkonzentration hier liegt etwa zehnmal höher als in Teppichböden oder auf dem Sofa. Überbett und Kopfkissen sind wesentlich geringer belastet.

Ganzjährige asthmatische Beschwerden, womöglich mit besonderer Heftigkeit im Schlafzimmer oder beim Bettenmachen, Teppichkehren, Staubsaugen oder Bücherabstauben, sind verdächtig auf eine Milbenallergie.

3. Allergie gegen Tiere

In 37 % der Haushalte in Deutschland werden Tiere gehalten. Kein Wunder also, dass Sensibilisierungen gegen Tiere relativ häufig vorkommen.

Besonders aggressiv sind die Allergene von Mäusen und Meerschweinchen, die im Urin ausgeschieden werden, während die Allergene anderer Tiere meistens auf dem Fell zu finden sind.

Katzenallergie

Dass die Katzenallergie unter den Tierallergien an erster Stelle rangiert, ist auf die Aggressivität der Allergene und die weite Verbreitung von Katzen in bundesdeutschen Haushalten zurückzuführen. In jedem 7. Haushalt werden Katzen gehalten, insgesamt etwa 5,6 Millionen. Die Deutsche Multicenter-Atopie-Studie wies bei dreijährigen Kindern eine Sensibilisierungsrate

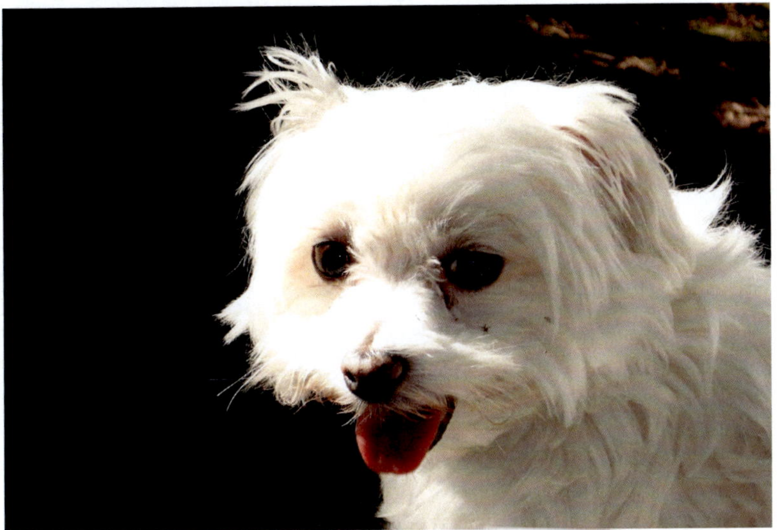

Abbildung 26: Sensibilisierungen gegen Hunde finden sich im Kleinkindalter bei 1,6%

von 5 % gegen Katzen und 1,6 % gegen Hunde nach.

Katzen gelten als reinliche Tiere, doch ist gerade ihr Bedürfnis, das Fell zu lecken, die Hauptursache für die Verbreitung ihrer Allergene. Das Hauptallergen der Katze wird nämlich nicht nur in den Talgdrüsen der Haut, sondern auch im Speichel gebildet und gelangt beim Putzen auf das Fell.

Interessanterweise hat nur die Hälfte der Katzenallergiker jemals eine eigene Katze gehalten. Offenbar reicht gelegentlicher Kontakt mit Katzen oder vielleicht bereits das Einschleppen der aggressiven Allergene durch Kleidung und Schuhwerk in die Wohnung aus, um Allergien auszulösen.

4. Die Schimmelpilzallergie

Schimmelpilze sind mikroskopisch kleine Pflanzen, die - da ihnen der grüne Blattfarbstoff Chlorophyll fehlt - nicht in der Lage sind, aus Wasser und Kohlendioxid Stärke aufzubauen. Sie benötigen Pflanzen- und Tiermaterial als Nahrung, die sie zu Humus umwandeln.

Schimmelpilze kommen überall vor

Schimmelpilze kommen überall vor; ihre Wachstumsherde sind meistens unsichtbar. Optimale Wachstumsbedingungen finden sie bei hoher Luftfeuchtigkeit und Temperaturen über 10 Grad Celsius.

Sie vermehren sich über Sporen, die sie in großer Zahl in die Luft freisetzen. Die Sporenkonzentration der Luft ist im Allgemeinen höher als die Pollenkonzentration. Anders als Pollen lassen sich Schimmelpilzsporen **das ganze Jahr über** in der Luft nachweisen, bei vielen Schimmelpilzarten allerdings mit einem Maximum im Spätsommer und Herbst.

Wie Pollen können Schimmelpilz-Sporen Allergien auslösen. Schimmelpilz-Sensibilisierungen kommen jedoch sehr viel seltener vor als Pollenallergien.

5. Die Nahrungsmittelallergie

Nahrungsmittelallergien sind seltene Ursachen asthmatischer Beschwerden. Sie kommen **vornehmlich bei kleinen Kindern** vor. Der Verdacht ergibt sich, wenn asthmatische Beschwerden kurz nach Aufnahme bestimmter Nahrungsmittel auftreten. Allergiehautteste und Blutuntersuchungen auf Antikörper gegen Nahrungsmittel können den Verdacht erhärten; da sie jedoch bei Nahrungsmittelallergien relativ ungenau sind und häufig falsche Ergebnisse zeigen, ist meistens eine ärztlich kontrollierte Provokationsuntersuchung notwendig, bei der der Patient das verdächtigte Nahrungsmittel in geringer Menge zu sich nimmt und anschließend nachgemessen wird, ob eine Bronchialverengung auftritt.

Bei Pollenallergikern finden sich häufig sogenannte Kreuzallergien gegen Nahrungsmittel. So reagieren Birken-, aber auch Hasel- und Erlenpollenallergiker häufig bei Genuss von rohen Äpfeln und anderem Stein- oder Kernobst und beim Schälen von Kartoffeln und Karotten mit allergischen Beschwerden. Diese Kreuzallergien sind auf Eiweiße zurückzuführen, die große Ähnlichkeit mit den Pollenallergenen haben. Beim Kochen werden diese Eiweiße zerstört.

Anders bei den Beifuß-Kreuzallergien: Sellerie und Gewürze können - egal ob gekocht oder roh - allergische Reaktionen bei Beifuß-Allergikern verursachen. Erlen- und Haselpollenallergiker zeigen häufig nach Genuss von Haselnüssen Beschwerden.

V Besondere Trigger: Anstrengung, Refluxkrankheit, Medikamente, psychische Faktoren

1. Anstrengungsasthma

Bei manchen Asthmatikern ist körperliche Anstrengung der hauptsächliche Auslösemechanismus für Atembeschwerden. Häufig tritt das Anstrengungsasthma direkt nach der Belastung auf. Meistens bildet es sich innerhalb von 30-45 Minuten von allein zurück.

Dennoch ist das Belastungsasthma **keine spezielle Asthmaform**. Körperliche Anstrengung wirkt nämlich bei fast allen Asthmatikern wie ein Trigger und führt bei unzureichend behandeltem Asthma regelhaft zu Atemnot.

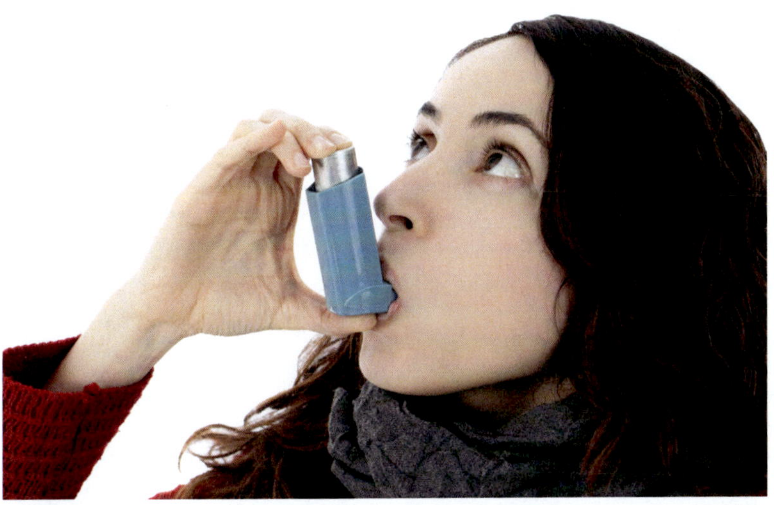

Abbildung 27: Vorbeugende Inhalation beim Anstrengungsasthma

Eine besonders starke Reizung tritt beim Einatmen kalter, trockener Luft auf, wenn man sich gleichzeitig belastet; asthmatische Beschwerden bei Anstrengung können jedoch grundsätzlich bei jeder Witterung entstehen.
Sportarten, die eine maximale Kraftanstrengung in kurzer Zeit abverlangen, führen eher zu asthmatischen Beschwerden

als solche, bei denen Ausdauerleistung erforderlich ist. So ist Sprinten ein stärkerer Reiz als Jogging.

Anstrengungsasthma ist kein Grund, körperliche Schonung zu verordnen oder Kinder vom Schulsport zu befreien. Es zeigt vielmehr an, dass das Asthma unzureichend behandelt wird und eine Intensivierung der Therapie erforderlich ist. Häufig ist dem Betroffenen schon geholfen, wenn er vor einer stärkeren körperlichen Belastung sein bronchialerweiterndes Dosieraerosol einmal zusätzlich benutzt.

Unter einer ausreichenden Therapie kann körperliches Training einen günstigen Effekt auf das Anstrengungsasthma haben: Die Reizwirkung körperlicher Anstrengung hängt nämlich von der Heftigkeit und Tiefe der Atmung ab, und beides nimmt mit zunehmendem Training ab.

Sporttreiben ist für Asthmatiker kein Tabu: Es macht Spaß, vermittelt Erfolgserlebnisse und führt Menschen zusammen. Dieser Gedanke war es, der in den letzten Jahren bundesweit zur Gründung zahlreicher Lungensportgruppen geführt hat. Meistens werden sie von speziell ausgebildeten Übungsleitern und einem Arzt geleitet. Über die Angebote vor Ort informiert Ihr Arzt oder das Kontaktbüro der Arbeitsgemeinschaft Lungensport in Deutschland (siehe: www.lungensport.org). Lungensport kann von Hausärzten oder Fachärzten verordnet werden.

2. Refluxkrankheit

Reflux ist ein lateinisches Wort und bedeutet „Rückfluss": Bei der Refluxkrankheit dichtet der Mageneingang nicht ausreichend ab, so dass Magensäure in die Speiseröhre zurückfließt.

Häufig kommt dieser Defekt im Schließmechanismus dadurch zustande, dass der obere Anteil des Magens durch das Zwerchfell in den Brustkorb gerutscht ist. Aber auch andere Mechanismen können eine Rolle spielen.

Reflux von Säure in die Speiseröhre verursacht das Symptom Sodbrennen.

Die Refluxkrankheit wird bei Asthmatikern dreimal häufiger festgestellt als in der übrigen Bevölkerung. Es gilt inzwischen als erwiesen, dass die rückfließende Säure Asthma-Anfälle auslösen kann. Die große wissenschaftliche Aufmerksamkeit, die das Phänomen „Reflux“ gefunden hat, darf jedoch nicht darüber hinwegtäuschen, dass die Refluxkrankheit als Trigger beim Asthma eine eher untergeordnete Rolle spielt.

Refluxkrankheit bei Asthma dreimal häufiger

Wird ein Säurerückfluss als Auslöser asthmatischer Beschwerden festgestellt, wird empfohlen, mehrere kleine fettarme Mahlzeiten über den Tag verteilt zu sich zu nehmen, Alkohol zu meiden, vor dem Zubettgehen nicht mehr zu essen und mit erhöhtem Oberkörper zu schlafen. Basisbehandlung ist jedoch die medikamentöse Hemmung der Magensäureproduktion. Der Effekt der Behandlung kann diagnostisch genutzt werden: Bilden sich die asthmatischen Beschwerden unter Therapie mit Säurehemmern zurück, ist der Beweis erbracht, dass der Reflux an der Auslösung beteiligt ist. Ändert sich nichts, spielt er für die Auslösung asthmatischer Beschwerden keine Rolle. Etliche Asthmatiker leiden nämlich unter Sodbrennen, ohne dass der Reflux an der Entstehung asthmatischer Beschwerden beteiligt wäre.

3. Medikamente

Auch Medikamente können Asthma-Anfälle auslösen; zwei Medikamentengruppen können Asthmatikern gefährlich werden: Schmerzmedikamente vom Aspirintyp und Betablocker.

Medikamente, die mit dem **Schmerzmittel** Aspirin verwandt sind, sind ein gefürchteter Asthma-Trigger. Man spricht häufig von einer Aspirin- oder Schmerzmittelallergie, obwohl der Begriff Allergie falsch ist, weil dieser Überempfindlichkeit keine allergische Reaktion zugrunde liegt.

Schmerzmittel

Eine Schmerzmittel-Unverträglichkeit tritt bei 4 bis 28 % der erwachsenen Asthmatiker auf; bei Kindern ist sie selten. Einmal aufgetreten, **bleibt** sie **lebenslang** bestehen. **Auch auf verwandte Schmerzmittel reagiert dann der Patient** mit asthmatischen Beschwerden. Das muss der Betroffene wissen, denn diese Substanzen sind auch in fiebersenkenden Medikamenten und Präparaten gegen Koliken und Rheuma enthalten, manchmal auch in Kombination mit anderen Wirkstoffen.

Asthmaanfälle bei Schmerzmittelunverträglichkeit treten etwa eine Stunde nach Einnahme auf. Da sie bedrohliche

Ausmaße annehmen können, sollten Betroffene einen **Allergiepass** für Notfallsituationen bei sich tragen.

Allergiepass

Gut verträgliche schmerz- und fiebersenkende Medikamente bei Schmerzmittel-unverträglichkeit

1) **milde Schmerz- und fiebersenkende Medikamente:**
Paracetamol: bei Schmerzmittelasthma können bis zu 5 % der Betroffenen auch nach Paracetamol Beschwerden entwickeln; bei Therapiebeginn soll daher nur eine halbe Tablette verabreicht und der Patient für 2 bis 3 Stunden beobachtet werden.

2) **Schmerzmedikamente: stark wirksam**
Tramadol (= Tramal® u.a.)
Tilidin/Naloxon (= Valoron® u.a.)
Morphinpräparate

Betablocker

Betablocker werden zur Behandlung des Bluthochdrucks, der Koronaren Herzerkrankung, des Herzinfarkts, manchmal auch bei Herzrhythmusstörungen, Migräne, Schilddrüsenüberfunktion, Angstzuständen und Händezittern eingesetzt. Als Augentropfen senken sie den Augeninnendruck und werden bei Grünem Star verordnet.

Von Betablockern, auch von sogenannten kardioselektiven Betablockern, deren Wirkung bevorzugt am Herzen ansetzt, und sogar von betablocker-haltigen Augentropfen, ist bekannt, dass sie Asthma-Anfälle auslösen können.

Aus diesem Grund galt bis vor kurzem ein striktes Einsatzverbot bei Asthmatikern. Inzwischen beginnt sich die Lehrmeinung jedoch zu ändern: 2017 veröffentlichte Dr. Daniel Morales von der Universität Dundee/ Schottland die Ergebnisse einer Langzeitbeobachtung von mehr als 5000 Asthma-Patienten, die aufgrund von Herz-Kreislauf-Erkrankungen auch mit Betablockern behandelt wurden. Dabei zeigte sich im Vergleich zu unbehandelten Patienten, dass die Behandlung mit kardioselektiven Betablockern nicht zu einer Zunahme von asthmatischen Beschwerden führte. Anders bei nicht-kardioselektiven Betablockern: Hier war das Risiko von asthmatischen Beschwerden erhöht.

Vorsicht beim Einsatz von kardioselektiven Betablockern

Daher gilt heute: Wenn der Einsatz von kardioselektiven Betablockern notwendig ist, können sie in einschleichender Dosierung unter sorgfältiger Kontrolle der Lungenfunktion bei Asthmatikern eingesetzt werden. Nicht-kardioselektive Betablocker dürfen bei Asthmatikern nicht eingesetzt werden.

4. Asthma und Psyche

Vorweg: Es gibt kein „psychisches" Asthma! Asthma ist immer eine organische Erkrankung. Aber ebenso gewiss ist, dass psychische Faktoren wie beispielsweise Angst als Asthma-Trigger wirken und bei vorbestehender bronchialer Überempfindlichkeit einen Asthma-Anfall auslösen können. So kennt beispielsweise jeder Arzt die Gefahr, die von einer Panikreaktion ausgeht: Der Patient hat Luftnot und steigert sich in Angst hinein, die ihrerseits zu einer schnelleren Atmung und einer Verschlimmerung der Atemwegsverengung führt.

Es gibt vielfältige Wechselbeziehungen zwischen Asthma und der psychischen Befindlichkeit des Patienten. Der Asthmatiker muss sich damit auseinandersetzen, dass er an einer chronischen Erkrankung leidet. Viele Asthmatiker haben Schwierigkeiten, das zu akzeptieren. Als Folge resultiert häufig ein vermindertes Selbstwertgefühl.

Familie und Bekanntenkreis

Aber auch Familie, Freundes- und Bekanntenkreis sind mit der Erkrankung konfrontiert. Die Reaktionen können von übertriebener Zuwendung bis hin zu sozialer Ausgrenzung reichen. Die Art und Weise, wie Patient und Familie zu der Erkrankung stehen und mit ihr umgehen, kann wiederum die Erkrankung positiv oder negativ beeinflussen. Am besten ist es, wenn Patient und Familie die Erkrankung als etwas Selbstverständliches akzeptieren: Zuviel Besorgtsein führt zur Ausgrenzung des Betroffenen. Natürlich darf das nicht bedeuten, dass Krankheit und asthmatische Beschwerden heruntergespielt und bagatellisiert werden: Auch Angehörige und Freunde sollten wissen, dass ein Asthmaanfall bedrohlich sein kann und darüber informiert sein, was im Notfall zu tun ist.

Teil 2:

Diagnostik

I Mit kriminalistischen Techniken der Krankheit auf der Spur

Bei jedem dritten Schulkind wird Asthma nicht erkannt. Zu diesem Ergebnis kam zur Jahrtausendwende eine klinische Studie mit 500 Schulkindern im Alter von 12 - 15 Jahren, die von HNO-Ärzten eines Krankenhauses im dänischen Odense durchgeführt und in der renommierten Fachzeitschrift „British Medical Journal" veröffentlicht wurde. Demnach wird Asthma vor allem bei Mädchen oft nicht erkannt. Fehldiagnosen sind beispielsweise häufig bei übergewichtigen Jugendlichen, die sportlich nicht aktiv sind: Wer sich körperlich nicht fordert, entwickelt nicht so starke Asthmasymptome. Die Krankheit wird auch dann leicht übersehen, wenn die Kinder vorher keinen allergischen Schnupfen hatten.

Wir wissen heute, dass Asthma eine chronische, entzündliche Atemwegserkrankung ist, die zu einer **Überempfindlichkeit des Bronchialsystems** führt. Banale Reize, für einen Gesunden völlig harmlos, wie kalte Luft, Küchendünste, Autoabgase, Haarspray, Farbdämpfe und Stäube, oder bestimmte Allergene, emotionaler Stress und körperliche Belastung, führen beim Asthmatiker zu einer Anspannung des Muskelschlauchs, der die Bronchien umgibt, so dass die Atemwege zusammengeschnürt werden. Außerdem schwillt die Schleimhaut an, und es wird mehr Schleim gebildet als für die normale Reinigung des Bronchialsystems notwendig ist. **Bronchialverkrampfung, Schleimhautschwellung und vermehrte Schleimbildung** führen dazu, dass die Bronchien enger werden, als wolle der Organismus die Atemwege nach außen abriegeln und verhindern, dass weitere Reizstoffe in die Bronchien eindringen. Die Folge: Mit der Bronchialverengung treten Husten, pfeifende Atemgeräusche, Engegefühl in der Brust und Atemnot auf.

Luftnot und pfeifende Atemgräusche

Typisch für das Asthma ist jedoch - und darin unterscheidet

es sich beispielsweise von der COPD - dass die **Bronchialverengung nicht bleibend** ist, sondern sich wieder zurückbildet, nicht selten allerdings erst, nachdem mit Medikamenten nachgeholfen wurde. Und so ist es keine Seltenheit, dass der Patient, der sich eben noch mit Hustenattacken quälte und Atemnot hatte, beim Arztbesuch gar keine Symptome bietet und der Arzt beim Abhorchen der Lunge nicht das typische pfeifende Atemgeräusch feststellen kann. Dann stellt die Diagnostik eine Herausforderung für den Arzt dar.

II Anamnese: Sammlung von Indizien

Ärztliche Diagnostik hat etwas mit Kriminalistik zu tun. Es gilt, alle Krankheitssymptome zusammenzutragen und dann die Krankheit zu überführen. Nur, dass sich die Begriffe der Kriminalistik von denen der Medizin unterscheiden. Was dort Verhör heißt, wird in der Medizin als Anamnese, als das Erfragen der Beschwerden, bezeichnet. Und tatsächlich ist auch bei der Diagnose des Bronchialasthmas das einfache Instrument der Anamnese das, das die entscheidenden Hinweise auf die Krankheit gibt und die Spurensuche in die richtige Richtung lenkt.

Die Verdachtsdiagnose Asthma kann der Arzt nämlich häufig schon aufgrund der **charakteristischen Beschwerden** des Patienten stellen:

Wiederholt Atemnot mit Husten, häufig kombiniert mit pfeifenden Atemgeräuschen, die durch Reize wie Zigarettenrauch, Küchendünste, körperliche Belastung oder Farbdämpfe ausgelöst wird, ist typisch für eine Überempfindlichkeit der Bronchien. Im Frühstadium der Erkrankung führen solche Atemwegsreize bei vielen Asthmatiker jedoch nur zu wiederkehrenden quälenden Hustenanfällen, die häufig auch nachts auftreten. Für diese Symptomatik, die oft gar nicht als Ausdruck eines Asthmas erkannt wird und häufige Ursache einer Fehldiagnose ist, wurde in den letzten Jahren der Begriff des „Asthmahustens" geprägt. Wenn der Patient typische Husten-Auslöser angeben kann und vielleicht sogar noch bemerkt hat, dass die Bronchien doch hin und wieder pfeifen, ist die Diagnose „Asthma" jedoch in greif-

Asthma-husten

bare Nähe gerückt. Gerade bei solchen, scheinbar harmlosen Hustenerkrankungen kommt es auf eine sorgfältige Anamnese an!

Gibt es an der Diagnose „Asthma“ aufgrund der charakteristischen Symptomatik und des eindeutigen Untersuchungsbefundes nach Lage der Dinge keinen Zweifel, sprechen also - um im Bild zu bleiben - alle Indizien für das Vorliegen eines Asthmas, kann sofort mit der Behandlung begonnen werden.

Doch mit der bloßen Diagnosestellung ist es nicht getan. Zwei Fragen muss der Arzt klären, um den Patienten optimal behandeln und beraten zu können: Zum einen muss er wissen, wie eng die Bronchien nun wirklich sind, um die Therapie richtig steuern zu können. Dabei ist auch hilfreich zu wissen, wie ausgeprägt die asthmatische Entzündung ist. Zum anderen muss er klären, ob ein allergisches oder ein nicht-allergisches Asthma vorliegt. Um diese Fragen beantworten zu können, stehen dem Arzt mehrere Untersuchungsmethoden zur Verfügung.

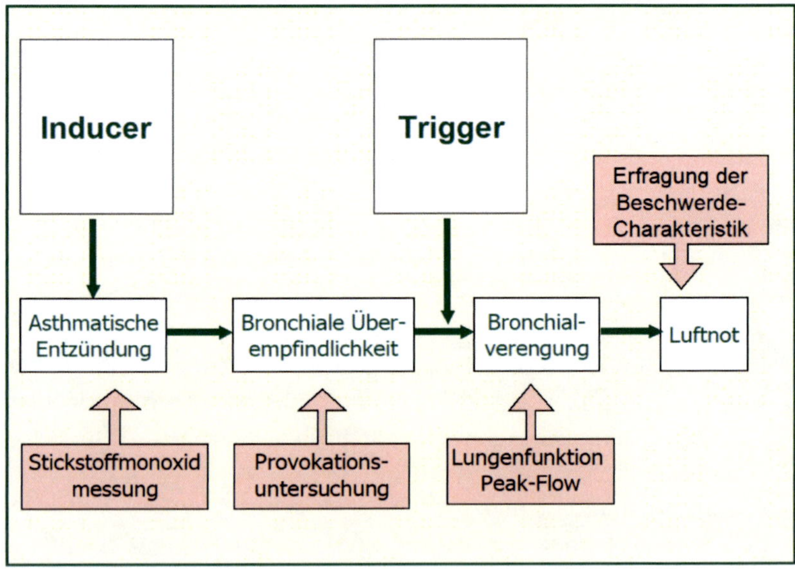

Abbildung 28: Untersuchungsmethoden bei Asthmaverdacht

III Die Lungenfunktionsprüfung: „Vermessung" der Bronchien

1. Die Lungenfunktionsuntersuchung beim Arzt

Die Verdachtsdiagnose Asthma kann der Arzt häufig schon aufgrund der **charakteristischen Beschwerden** des Patienten stellen:

Wiederholt Atemnot mit Husten, häufig kombiniert mit pfeifenden Atemgeräuschen, die durch Reize wie Zigarettenrauch, Küchendünste, Farbdämpfe oder Belastung ausgelöst wird, ist typisch für eine Überempfindlichkeit der Bronchien.

Gestützt wird die Verdachtsdiagnose durch **typische Untersuchungsbefunde:**

Die Atemwegsverengung ist Ursache der Luftnot und der pfeifenden Atemgeräusche, die durch Turbulenzen im Luftstrom erzeugt werden. Diese „giemenden" Geräusche, die manchmal bereits von Ferne zu hören sind, kann man mit dem Stethoskop über beiden Lungenflügeln nachweisen. Besonders laut sind sie bei der Ausatmung, weil die Bronchien zu diesem Zeitpunkt am engsten sind. Zäher Auswurf, der kaum abzuhusten ist, ist Ausdruck der vermehrten Schleimbildung.

Die Lungenüberblähung führt dazu, dass beim Beklopfen des Brustkorbs der Klopfschall tiefer klingt als normal und die Rippen selbst nach der Ausatmung etwas angehoben bleiben.

Ist die Diagnose Asthma aufgrund der charakteristischen Symptomatik und Untersuchungsbefunde etabliert, kann bereits die Therapie eingeleitet werden.

Um die Diagnose abzusichern und den Asthma-Schweregrad festzulegen, sind jedoch **medizintechnische Zusatzuntersuchungen** notwendig. Messwerte, die den Grad der Bronchialverengung anzeigen, werden benötigt, um die Medikamente gezielt einsetzen und die Therapie kontrollieren zu können. Allergologische Untersuchungen müssen klären, ob ein allergisches oder ein nicht-allergisches Asthma bronchiale vorliegt.

Die Atemnot des Asthmatikers kommt durch eine Verengung der Bronchien zustande. Die Bronchialverengung führt über Ventilmechanismen zu einer Lungenüberblähung. Ist die Verengung der Bronchien sehr ausgeprägt, kann eine Verminderung des Sauerstoffgehaltes im Blut resultieren.

Diese drei Messgrößen, nämlich die Weite der Bronchien, das Ausmaß der Lungenüberblähung und der Sauerstoffgehalt im Blut, bilden daher die Grundlage für die Beurteilung des Asthma-Schweregrades.

Der einfachste und verlässlichste Test, um eine Verengung der Bronchien festzustellen, basiert auf der Beobachtung, dass bei verengten Bronchien die Ausatmung erschwert und verlängert ist. Lässt man einen Patienten nach einer tiefen Einatmung mit Kraft ausatmen, zeigt sich die Verengung der Atemwege daran, dass nach einer Sekunde weniger als 70% der eingeatmeten Luft ausgeatmet werden können.

Trägt man die Atemgeschwindigkeit gegen das Lungenvolumen auf, so erhält man eine sogenannte **Fluss-Volumen-Kurve**, wie in Abbildung 29a dargestellt. Die gepunktete Kurve zeigt die Luftgeschwindigkeiten, die normalerweise von einem Gesunden erreicht werden.

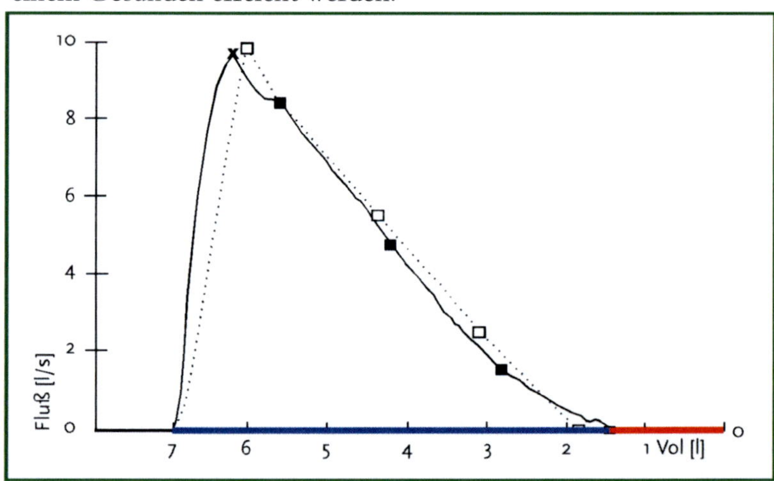

Abbildung 29a: Fluss-Volumen-Kurve bei einem Gesunden; rot dargestellt ist das Volumen, das bei maximaler Ausatmung im Brustkorb verbleibt, das sogenannte Residualvolumen. Blau dargestellt ist das Volumen, das maximal eingeatmet werden kann, die sogenannte Vitalkapazität. Die Fluss-Volumen-Kurve selbst ist schwarz dargestellt, die Sollkurve gepunktet. Der peak-flow ist mit einem Kreuz gekennzeichnet

Bei verengten Bronchien zeigen sich zwei Veränderungen (Abb. 29b): Zum einen ist die Lunge überbläht. Das Luftvolumen, das nach maximaler Ausatmung im Brustkorb verbleibt (in Abb. 29a und 29b rot dargestellt), ist vergrößert.

Zum anderen ist die Fluss-Volumenkurve (in Abb. 29a und 29b schwarz dargestellt) abgeflacht und eingedellt, weil mit zunehmender Ausatmung die Enge der Bronchien durch die Kompression des Brustkorbes zunimmt.

Die Lungenfunktionsmessung spiegelt jedoch nur die Weite der Bronchien zum Zeitpunkt der Messung wider: Hatte der Patient eben noch Luftnot, die er mit seinem Dosieraerosol in den Griff bekommen hat, kann die nächste Lungenfunktionsmessung schon wieder normal sein.

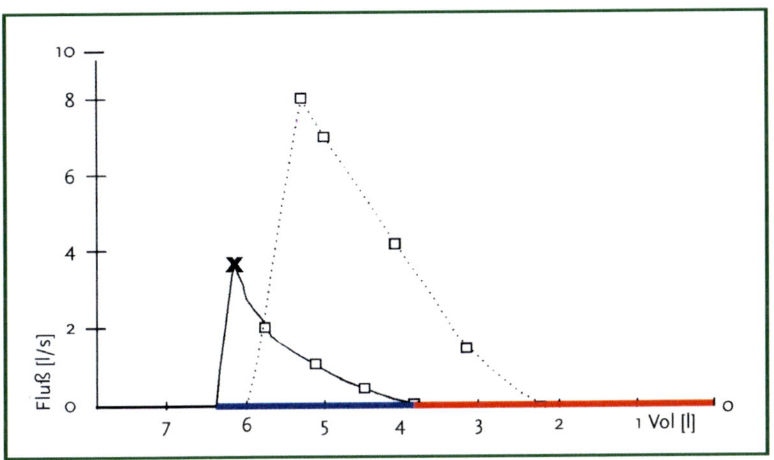

Abbildung 29b: Fluss-Volumen-Kurve bei verengten Bronchien

Eine Einzelmessung kann daher bei der Bewertung des Asthma-Schweregrades leicht in die Irre führen. Um den Verlauf der Atemwegsverengung unter Therapie zu kontrollieren, sind regelmäßige Messungen notwendig. Wegen ihrer Einfachheit eignen sich zwei Messparameter bei diesem Messmanöver besonders zur **Verlaufskontrolle**:

regelmäßige Messungen

Das ist einmal die Luftmenge, die in einer Sekunde maximal ausgeatmet werden kann. Sie wird als „Forcierte exspiratorische Einsekundenkapazität" bezeichnet und als $\mathbf{FEV_1}$ abgekürzt. Man kann sie aus der Fluss-Volumen Kurve berechnen. Eine Zunahme der FEV_1 zeigt eine Erweiterung, eine Abnahme eine Verengung der Bronchien an.

Zum anderen ist es die maximale Geschwindigkeit des Luftstroms, die als **Peak-Flow-Wert** bezeichnet wird und dem Gipfel der Fluss-Volumen-Kurve entspricht (in Abb. 29a und 29b mit einem Kreuz gekennzeichnet). Eine Zunahme des Peak-Flows zeigt eine Erweiterung, eine Abnahme eine Verengung der Bronchien an.

2. *Die regelmäßige Überwachung der Bronchialweite: das Peak-Flow-Meter*

Abbildung 30: Peak-Flow-Meter

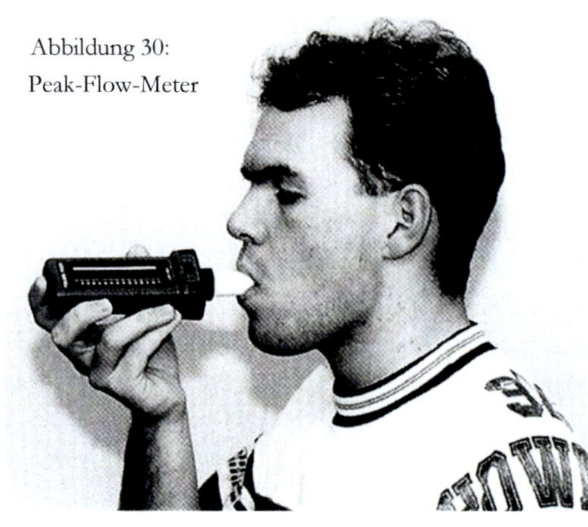

Zur Überwachung der Therapie hat sich die Messung der Peak-Flow-Werte durchgesetzt. Diese Messung mit preiswerten Geräten (Abb. 30), die der Arzt verordnen kann, ist so einfach, dass aussagekräftige Werte sogar bei Kindern vom 6. Lebensjahr an erwartet werden können. Sie ist bei allen Patienten unerlässlich, die dauernd Asthma-Medikamente einnehmen, weil sie Verschlechterungen des Asthmas anzeigt, bevor die Atembeschwerden zunehmen.

aussagekräftige Werte sogar bei Kindern

Peak-Flow-Meter sind nach dem Prinzip einfacher Federwaagen konstruiert, wie man sie früher als Brief- oder Küchenwaage kannte: Der Atemstrom, der auf eine Platte trifft, drückt eine Feder zusammen. Je stärker der Atemstrom, umso weiter wird die Feder komprimiert. Mit der Platte wird ein kleiner Anzeiger auf der Skala verschoben, der auf der Skala stehen bleibt, wenn die Platte durch die Feder zum Mundstück zurückgedrückt wird. Auf der Skala lässt sich der Peak-Flow ablesen. Seit etlichen Jahren sind elektronische Peak-Flow-Meter auf dem Markt, die die Messwerte nach dem Ampelschema (siehe Seite 110) zuordnen und sie abspeichern.

Den Peak-Flow-Metern sind Normwert-Tabellen beigefügt, die über die Werte informieren, die bei Gesunden erwartet werden dürfen. Diese Normwert-Tabellen schaffen häufig jedoch mehr Verwirrung, als dass sie hilfreich wären: Da die Geräte sehr einfach konstruiert und nicht amtlich geeicht sind, sind erhebliche Messwertschwankungen zwischen verschiedenen Geräten möglich; es gibt daher zahlreiche Patienten, deren Werte über oder unterhalb der Normwerte liegen.

Benutzt man dagegen immer dasselbe Peak-Flow-Meter, sind die Werte sehr gut reproduzierbar. Das Peak-Flow-Meter ist daher hervorragend geeignet, die täglichen Schwankungen der Bronchialweite zu erfassen. **Die moderne Asthmatherapie wird daher nach Peak-Flow-Messungen gesteuert.**

Wie wird der Peak-Flow gemessen?

Gemessen wird zweimal täglich: unmittelbar nach dem Aufstehen und 10-12 Stunden später. Bei instabilem Asthma viermal täglich messen!

Wenn ein bronchialerweiterndes Dosieraerosol benutzt wird, sollen die Werte vorher und 15 Minuten hinterher registriert werden.

Messung:

1. tief einatmen
2. Mundstück mit den Lippen umschließen
3. so kräftig wie möglich in das Gerät blasen
4. Messung nach kurzer Erholungspause wiederholen
5. besten Messwert im Peak-Flow-Protokoll einzeichnen

Wie werden die Peak-Flow-Werte interpretiert?

1. Je weiter die Bronchien, desto höher die Peak-Flow-Werte. Eine Abnahme der Peak-Flow-Werte kann auf eine beginnende Verengung der Bronchien hinweisen. Geringe Schwankungen der Peak-Flow-Werte im Tagesverlauf und an verschiedenen Tagen sind völlig normal und kommen auch bei Gesunden vor.

   Wichtig ist daher, dass der Trend der Peak-Flow-Werte beachtet wird: Nehmen die Werte kontinuierlich ab oder zu?

1. Normalerweise sind die Peak-Flow-Werte morgens etwas kleiner als abends. Nimmt aber der Unterschied zwischen morgendlichen und abendlichen Werten darüber hinaus deutlich zu, so kann dies auf eine beginnende Bronchialverengung hinweisen.
2. Bestwert: der höchste Peak-Flow-Wert, der bei optimaler medikamentöser Einstellung des Asthmas gemessen wird. Diesen Wert muss der Asthmatiker kennen, weil Therapieanpassungen sich immer auf diesen Wert beziehen. Fällt der Peak-Flow auf Werte unter 80% des Bestwertes ab, muss die Therapie intensiviert werden.
3. Alarmwert: Die meisten Asthmatiker bekommen regelhaft Atembeschwerden, wenn der Peak-Flow-Wert unter eine bestimmte Grenze absinkt. Diesen Schwellenwert sollte der Asthmatiker kennen. Peak-Flow-Werte, die bei Luftnot gemessen werden, sollten daher im Protokoll besonders kenntlich gemacht werden (z.B. durch einen Kreis).

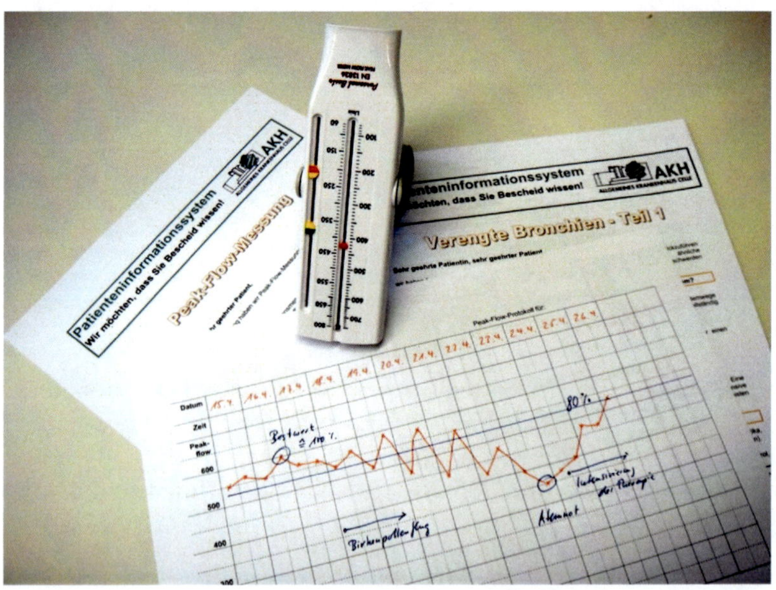

Abbildung 31: Peak-Flow-Protokoll bei Birkenpollenallergie:
15.4. bis 18.4. normale Peak-Flow-Werte; ab 18.4. starker Birkenpollenflug mit Abnahme der Peak-Flow-Werte; langsamer Wiederanstieg ab 24.4. nach Intensivierung der Behandlung (die Therapie hätte früher intensiviert werden müssen!)

3. *Messung der asthmatischen Entzündung: Stickstoffmonoxid in der Ausatemluft*

In den letzten Jahren hat eine einfache Messmethode Einzug in die Lungenarztpraxen gefunden, die das Ausmaß der asthmatischen Entzündung widerspiegelt: die Messung der Stickstoffmonoxidkonzentration in der Ausatemluft. Mit zunehmender Entzündung steigen die Messwerte nämlich an. Die Messung kann daher eine Hilfe bei der Therapie-Steuerung sein: Steigende Werte zeigen eine beginnende Verschlechterung, fallende Werte ein Ansprechen auf die Behandlung an, und das bevor der Patient selbst eine Verschlechterung seiner Symptome bemerkt. Mithilfe dieser Messung kann die Therapie daher frühzeitig angepasst werden. Sie kann auch eingesetzt werden, um die Diagnose „Asthma“ abzusichern, wenn der Patient über anfallsartige Luftnot klagt, die Lungenfunktionsmessung aber noch unauffällig ist.

IV Die unspezifische Provokationsuntersuchung: ein Trigger im Lungenfunktionslabor

Charakteristisch für das leichte Asthma bronchiale sind beschwerdefreie Zeiten zwischen den Asthmaanfällen, in denen Untersuchungsbefunde und Lungenfunktion völlig normal sind.

die Diagnose sichern

Hat der Arzt aufgrund der typischen Beschwerden des Patienten den Verdacht, dass ein Asthma bronchiale vorliegt, findet aber weder bei der Untersuchung mit dem Stethoskop noch bei der Lungenfunktionsprüfung Hinweise für eine Verengung der Bronchien, ist eine Provokationsuntersuchung notwendig, um die Diagnose Asthma zu sichern.

Unter ärztlicher Kontrolle atmet der Patient einen Wirkstoff ein, der bei überempfindlichem Bronchialsystem zu einer Verengung der Bronchien führt. Es handelt sich um eine Substanz, die als Trigger wirkt. Damit der Patient keine größeren Beschwerden entwickelt, werden engmaschig Lungenfunktionsprüfungen durchgeführt. Bei einer beginnenden Bronchialverengung wird der Test beendet.

Reagiert der Patient mit einer Verengung der Bronchien, ist die bronchiale Überempfindlichkeit nachgewiesen.

V Allergologische Diagnostik

1. Indizien für eine allergische Sensibilisierung

Ist ein Asthma neu aufgetreten, muss die Ursache geklärt werden. Welcher Inducer hat die asthmatische Entzündung verursacht? War es ein Atemwegsinfekt, ein Allergen oder ein chemischer Schadstoff?

Bevor medizintechnische Untersuchungen sinnvoll eingesetzt werden können, um diese Frage definitiv zu klären, müssen alle Hinweise zusammengetragen werden, die Rückschlüsse auf den Inducer erlauben.

- Gibt es eine familiäre Belastung?
- Leidet der Patient nur an einem Asthma oder auch an anderen allergischen Erkrankungen?
- Treten die Beschwerden nur zu bestimmten Jahreszeiten oder in bestimmten Räumen der Wohnung auf?
- Treten sie am Arbeitsplatz auf?
- Lassen sich bereits bestimmte Auslöser erkennen?

Um alle Gesichtspunkte zu bedenken, ist es sinnvoll, diese Fragen systematisch zu beantworten. Am besten, Sie füllen gleich einmal den abgedruckten **Fragebogen** aus:

Fragebogen bei Allergieverdacht/ Atembeschwerden

Bitte kreuzen Sie die zutreffende Antwort an und ergänzen Sie die Lücken! Wenn Sie ein „ja"-Kästchen im orangefarbenen Bereich angekreuzt haben, müssen auch die weiteren Fragen im orangefarbenen Bereich beantwortet werden.

1.

Ihre Beschwerden	**nein**	**ja**
Augenentzündung mit Augenbrennen......................	❐	[A] seit dem _______ Lebensjahr
Fließschnupfen mit Niesreiz....................................	❐	[A] seit dem _______ Lebensjahr
Husten...	❐	❐ seit dem _______ Lebensjahr
Auswurf...	❐	❐ seit dem _______ Lebensjahr
Neurodermitis, Milchschorf als Kind........................	❐	[A] seit dem _______ Lebensjahr
Magen-Darm-Beschwerden (z.B. Durchfall)............	❐	❐ seit dem _______ Lebensjahr
Atembeschwerden/ Atemnot in Ruhe.......................	❐	❐ seit dem _______ Lebensjahr
Atembeschwerden/ Atemnot bei Belastung	❐	❐ seit dem _______ Lebensjahr

	nein	ja	„ja“ nur für die am besten passende Antwort ankreuzen!
2.1 **Wann treten die Beschwerden im Jahresverlauf auf?**			
● Die Beschwerden sind als Dauerbeschwerden während des ganzen Jahres vorhanden.	❐	[M,S,N]	
● Die Beschwerden treten in unregelmäßigen Abständen während des ganzen Jahres auf.	❐	[M,S,N]	wie oft pro Monat? (ca. __ x pro Monat)
● Die Beschwerden treten zwar während des ganzen Jahres auf, sie sind aber in bestimmten Monaten regelmäßig schlimmer.	❐	[M+P,N+P]	In welchen Monaten? ____________
● Die Beschwerden treten ausschließlich in bestimmten Monaten auf.	❐	[P]	In welchen Monaten? ____________
2.2 **Bilden sich die Beschwerden im Urlaub deutlich zurück?**	❐	[B,P,M]	Wo verbringen Sie den Urlaub? (zu Hause/See/Hochgebirge?)______

	nein	ja	„ja“ nur für die am besten passende Antwort ankreuzen!
3. **Wann treten die Beschwerden im Wochenverlauf auf?**			
● Die Beschwerden sind als Dauerbeschwerden während der ganzen Woche vorhanden.	❐	❐	
● Die Beschwerden treten in unregelmäßigen Abständen während der ganzen Woche auf.	❐	❐	
● Die Beschwerden treten zwar während der ganzen Woche auf, sie sind aber am Wochenende regelmäßig geringer.	❐	[B]	
● Die Beschwerden treten ausschließlich unter der Woche auf; am Wochenende besteht Beschwerdefreiheit.	❐	[B]	

	nein	ja	Beschwerden werden ausgelöst durch:
4. **Haben Sie herausfinden können oder eine Vermutung, wodurch die Beschwerden ausgelöst werden?** (Bitte lesen Sie das orange Feld aufmerksam durch, bevor Sie „ja“ oder „nein“ ankreuzen.)	❐	❐	[N,M] Hausstaub [A] Insektenstiche (Biene/ Wespe) [A] Nahrungsmittel (welche____) [P] Pollen (welche?__________) [T] Tiere (welche?___________) [B] Mehl [N] Haar- oder Körperspray [N] Braten-/ Küchendünste [N] Kälte/ Nebel/ Feuchtigkeit [N] Zigarettenrauch [N] Autoabgase [N] Bau-/Zementstaub [ ] Medikamente (welche?____) [ ] andere Stoffe (welche?____)

	nein	ja	
5. **Treten die Beschwerden besonders heftig an bestimmten Orten auf?** (Bitte lesen Sie das orangefarbene Feld aufmerksam durch, bevor Sie „ja" oder „nein" ankreuzen.	❐	❐	**wo?** ❐ zu Hause [M] im Schlafzimmer [S] im Keller [P] Wiese/ Wald [B] am Arbeitsplatz ❐ sonstige Orte (wo?__________)
6. **Treten die Beschwerden besonders heftig bei bestimmten Tätigkeiten auf?** (Bitte lesen Sie das orangefarbene Feld aufmerksam durch, bevor Sie ,,ja" oder ,,nein" ankreuzen.	❐	❐	**bei welchen Tätigkeiten?** [M] Bettenmachen, Teppichkehren, Staubsaugen, Bücherabstauben [P] beim Rasenmähen [T] Umgang mit Tieren (welche?___) ❐ bei Hobbys (welche?__________) ❐ bei körperlicher Belastung [B] Beruf (welche Tätigkeiten?____) ❐ anderen Tätigkeiten (welche?____________________)
7. ● **Welchen Beruf üben Sie z.Z. aus?**....................			______________________________
● **Welche Hobbys haben Sie?**..............................			______________________________
Sind Sie in Ihrem Beruf oder bei Ihren Hobbys Stäuben oder Dämpfen ausgesetzt?	❐	❐	welchen? ____________________ Verursachen die Stäube oder Dämpfe Beschwerden? **nein** ❐ **ja** [B]
Befindet sich an Ihrem Arbeitsplatz ein Luftbefeuchter oder eine Klimaanlage?	❐	[S]	
8.1 **Ihre Wohnung:**			
● Haben Sie Federbetten?.........................	❐	[M]	
● Ist die Wohnung/ der Keller feucht (Schimmelpilz-, Schwammbefall)?..........	❐	[S]	
● Befindet sich in Ihrer Wohnung ein Luftbefeuchter?................................	❐	[S]	
● Halten Sie Tiere?...................................	❐	[T] welche Tiere?____________________	

	nein	ja	
8.2 **Wurden bereits bestimmte Dinge abgeschafft?** Wurde eine Wohnungsanierung durchgeführt?	❐	❐	**Folgende Dinge wurden abgeschafft:** [M] Federbetten, Federkissen, Matratzen [T] Haustier (welches________________) [ ] sonstige Maßnahmen (was?_______) mit Erfolg? **nein** ❐ **ja** [M,T]
9.			
● **Rauchen Sie?**..	❐	❐	wieviel Zigaretten pro Tag___________ seit wie viel Jahren?_______________
● **Haben Sie früher geraucht?**	❐	❐	wieviel Zigaretten pro Tag?__________ wieviel Jahre lang?________________
10. **Sind oder waren Familienangehörige an folgenden Krankheiten erkrankt?**			
● Asthma...	❐	[A]	
● allergischer Schnupfen (Heuschnupfen), allergische Augenentzündung..................	❐	[A]	
● Neurodermitis / endogenes Ekzem..........	❐	[A]	
● Bronchitis / Emphysem............................	❐	❐	

Abbildung 32: Allergiefragebogen

Nun zur **Auswertung**: Der Fragebogen ist so aufgebaut, dass mit einem Blick auf die orangefarbenen Felder die Antworten erfasst werden können, die die Ursache des Asthmas eingrenzen helfen. Die Buchstaben in den Antwortkästchen zeigen, woran die angekreuzte Antwort denken lassen muss:

A steht für **Allergie allgemein**; eine familiäre Belastung mit allergischen Erkrankungen (Frage 10) muss daran denken lassen, dass auch Ihr Asthma auf eine Allergie zurückzuführen ist. Leiden Sie selbst unter Fließschnupfen, Bindehautentzündung oder einer Neurodermitis (Frage 1), wird auch Ihrem Asthma mit großer Wahrscheinlichkeit eine allergische Sensibilisierung zugrunde liegen.

Hinweise auf das **auslösende Allergen** ergeben die Fragen 2 bis 6; hier steht **M** für Milben, **P** für Pollen, **S** für Schimmelpilze, **T** für Tiere, **B** für berufliche Einflüsse und **N** für das nicht-allergische Asthma bronchiale.

Allergien gegen **Tiere** sind am einfachsten zu diagnostizieren, weil der Zusammenhang zwischen Atemnot und Tierkontakt meistens sofort zu erkennen ist (Frage 4, 6 und 8).

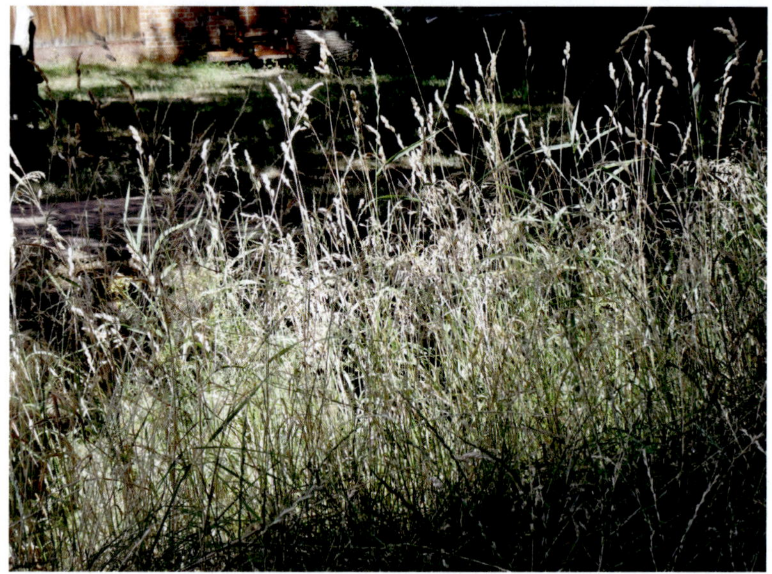

Abbildung 33: für allergische Beschwerden in den Sommermonaten sind meistens Gräserpollen verantwortlich

Beschwerden nur oder verstärkt in Monaten des **Pollen**flugs (Frage 2), in der Nähe blühender Bäume (Frage 4), in Wiese oder Wald (Frage 5) oder beim Rasenmähen (Frage 6) treten bei einer Pollenallergie auf. Mit Hilfe eines Pollenflugkalenders (siehe Abb. 35) kann man aus den Monaten, in denen die Beschwerden auftreten, erste Rückschlüsse auf die in Frage kommenden Pollen ziehen. Die Beobachtung, dass die Beschwerden in pollenarmen Regionen, wie im Hochgebirge, geringer ausfallen, lenkt ebenfalls den Verdacht auf eine Pollenallergie (Frage 2).

Diese letzte Frage zeigt allerdings auch, dass in geradezu kriminalistischer Kleinarbeit sämtliche Informationen herangezogen werden müssen, ehe man auf das infrage kommende Allergen schließt: Eine Rückbildung der Asthma-Symptome im Hochgebirge ist beispielsweise auch typisch für eine **Milben**-Allergie. In diesem Falle würden wir jedoch ganzjährige

Beschwerden erwarten (Frage 2). Häufig können Milben-Allergiker auch angeben, dass Hausstaub (Frage 4 und 6) und der Aufenthalt im Schlafzimmer (Frage 5 und 6) Beschwerden auslösen. Auch der Hinweis, dass nach Sanierung des Schlafbereichs (Frage 8) eine Linderung eingetreten sei, spricht für eine Milben-Allergie.

Besonders wichtig ist es, an **berufsbedingte** Asthmaformen zu denken: Der Verdacht ergibt sich, wenn die Beschwerden am Arbeitsplatz verstärkt auftreten (Frage 5) und regelmäßig am Wochenende (Frage 3) oder im Urlaub (Frage 2) nachlassen. Vielleicht hat der Patient bereits eine Substanz vom Arbeitsplatz in Verdacht (Frage 4).

Bei ganzjährig auftretenden Beschwerden (Frage 2) muss eine **Schimmelpilzallergie** ausgeschlossen werden, insbesondere, wenn der Asthmatiker erkennbar Schimmelpilzsporen ausgesetzt ist (Frage 5, 7, 8).

Beschwerden während des ganzen Jahres charakterisieren auch das **nicht-allergische Asthma** (Frage 2). Typischerweise werden dann asthmatische Beschwerden durch Reize ausgelöst, die die Bronchialschleimhaut irritieren wie Nebel, Zigarettenrauch, Küchendünste, Haarspray, Stäube oder intensive Gerüche (Frage 4).

Es ist jedoch zu beachten, dass diese nicht-allergischen Reize auch beim allergischen Asthma eine Bronchialverkrampfung verursachen, da die allergische Sensibilisierung auch zu einer unspezifischen bronchialen Überempfindlichkeit führt.

2. *Allergenhauttest und Blutuntersuchungen: Der Verdacht wird erhärtet*

Erst wenn die Vorgeschichte akribisch durchforscht ist, können allergologische Untersuchungen gezielt eingesetzt werden.

Die einfachste allergologische Untersuchung ist der **Allergenhauttest**, der als Basisuntersuchung immer durchgeführt wird. Er klärt, ob das Immunsystem allergische Antikörper gebildet hat.

Ein Hauttest kann mit sehr einfachen Mitteln durchgeführt werden: Das in Verdacht geratene Allergen, beispielsweise

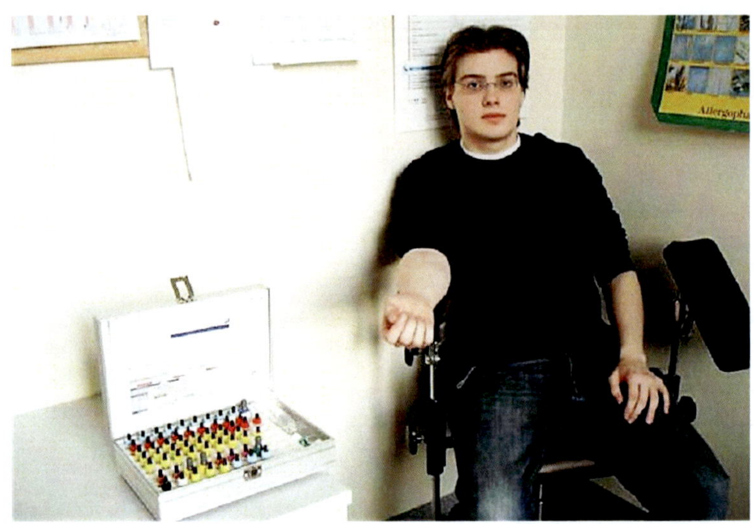

Abbildung 34: Durchführung des Allergenhauttestes: Es tut gar nicht weh!

ein Birkenkätzchen, kann auf der Haut gerieben werden. Bei einer Allergie bildet die Haut nach etwa 20 Minuten eine flächige, leicht erhabene Rötung aus: eine Quaddel.

Hauttest mit industriell hergestellten Allergenextrakten

Üblicherweise wird der Hauttest jedoch heute als Pricktest mit industriell hergestellten Allergenextrakten durchgeführt:

Die einzelnen Allergenlösungen werden dem Patienten auf die Haut getropft, deren Oberfläche anschließend mit einer Lanzette leicht angeritzt wird. Wenn sich nach 20 Minuten eine Quaddel zeigt, liegt eine Sensibilisierung gegen das getestete Allergen vor: Im Blut zirkulieren allergische Antikörper.

Allergische Antikörper können auch durch eine **Blutuntersuchung** nachgewiesen werden. Falls die Ergebnisse des Allergenhauttests nicht eindeutig zu bewerten sind, kann die Bestimmung von Antikörpern im Blut weiterhelfen.

3. Die spezifische Provokationsuntersuchung: Das Allergen wird überführt

Eine Reaktion im Allergenhauttest und der Nachweis von allergischen Antikörpern im Blut beweisen, dass der Untersuchte gegen das betreffende Allergen sensibilisiert ist. Sie beweisen aber nicht, dass die Asthma- oder Heuschnupfenbeschwerden des Patienten durch diese Sensibilisierung verursacht sind.

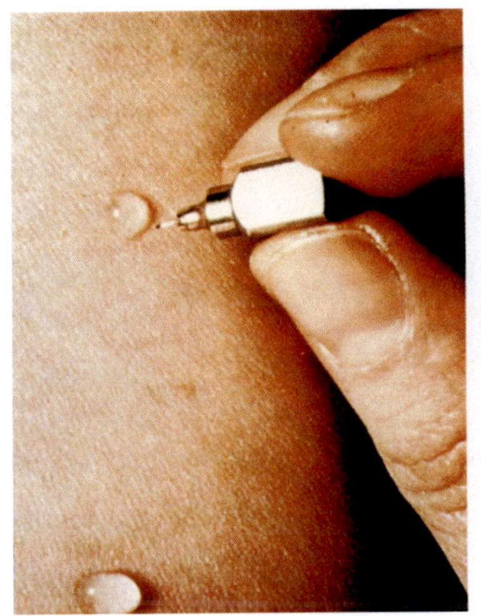

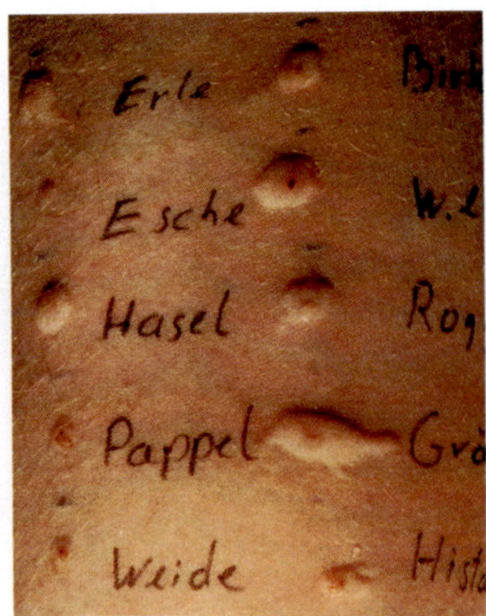

Abbildung 35: Allergenhauttest: das Ergebnis

Eine Asthmasymptomatik, die nur im Sommer während der Gräserblüte auftritt, wird nicht auf Hausstaubmilben zurückgeführt werden können, auch wenn Hauttest und Blutuntersuchung zufolge zweifelsfrei eine Sensibilisierung gegen Milben vorliegt. Umgekehrt kann der Patient ganzjährig unter asthmatischen Beschwerden leiden, der Hauttest und die Blutuntersuchung eine Sensibilisierung gegen Hausstaubmilben zeigen, und trotzdem stellt sich am Ende heraus, dass die Symptome des Patienten nicht durch Milben, sondern allein durch nicht-allergische Mechanismen hervorgerufen werden.

In jedem Falle muss der Nachweis geführt werden, dass eine im Hauttest oder im Blut aufgedeckte Sensibilisierung der tatsächliche Asthma-Auslöser ist.

diagnostische Schwierigkeiten

Treten die Beschwerden beispielsweise nur zu bestimmten Zeiten im Jahresverlauf auf, so kann - wenn Allergenhauttest oder Blutuntersuchung eine Sensibilisierung gegen Pollen zeigen, die gerade in der Zeit maximaler Beschwerden fliegen - davon ausgegangen werden, dass damit tatsächlich der Asthma-Auslöser identifiziert ist. Schwieriger wird es jedoch, wenn der Zusammenhang zwischen den Beschwerden und den Allergenen, auf die der Patient im Hauttest reagiert, nicht so offensichtlich ist wie bei den Pollen- oder Tierhaarallergien; diagnostische Schwierigkeiten bereiten vor allem Allergene, die ganzjährig Beschwerden verursachen, wie

Hausstaubmilben. Es wäre ärgerlich, wenn ein Asthmatiker mit großem finanziellen Aufwand eine Milbensanierung seines Schlafbereichs vornimmt, aber gesundheitlich nicht davon profitiert, weil die Milben gar nicht sein Problem sind.

Wenn nach dem Hauttest und der Blutuntersuchung noch Zweifel über die Bedeutung einer festgestellten Sensibilisierung bleiben, müssen nasale oder bronchiale Provokation Klarheit schaffen. Bei diesen Untersuchungen stellt man im Allergielabor unter ärztlicher Aufsicht die Situation nach, die im Alltagsleben zu Beschwerden führt: **Das Allergen wird mit der Nasen- oder Bronchialschleimhaut in Kontakt gebracht und die Reaktion, die es auslöst, gemessen.**

Leidet der Patient unter einem **allergischen Schnupfen**, wird der Allergenextrakt in ein Nasenloch getropft und anschließend die Weite des Nasengangs gemessen. Schwillt er zu, ist das untersuchte Allergen als Übeltäter überführt. Tut sich nichts, ist bewiesen, dass das Allergen - obwohl eine Sensibilisierung vorliegt - mit dem Schnupfen des Patienten nichts zu tun hat.

Bei einem Bronchialasthma verfährt man entsprechend: Der Patient inhaliert unter Aufsicht des Arztes das in Verdacht geratene Allergen. Damit kein Asthmaanfall durch diese Untersuchung ausgelöst wird, wird die Inhalation mit stark verdünnter Allergenlösung begonnen und die Konzentration von Mal zu Mal gesteigert. Engmaschige Lungenfunktionsmessungen lassen eine sich anbahnende Bronchialverengung frühzeitig erkennen. Kommt es zu einer Verengung der Bronchien, ist das Allergen als Beschwerde-Auslöser zweifelsfrei überführt. Bleibt eine bronchiale Reaktion aus, spielt die Sensibilisierung gegen dieses Allergen für das Asthma keine Rolle.

Bei Asthma- oder Schnupfenbeschwerden am Arbeitsplatz wählt man gern eine sogenannte **arbeitsplatzbezogene Provokation**: Von den Substanzen, die in Handwerk und Industrie verarbeitet werden, gibt es in der Regel keine standardisierten Allergenextrakte; im Allergielabor wird dann der Arbeitsplatz mit seinen Schadstoffbelastungen nachgestellt. Engmaschige Lungenfunktionsuntersuchungen decken eine durch die Arbeitsstoffe ausgelöste Bronchialverengung auf.

Allergielabor

Teil 3:

Asthma-Beschwerden: Vorbeugung

Alltags-Reize wie körperliche Anstrengung oder kalte Luft können sowohl beim nicht allergischen wie auch beim allergischen Asthma eine Bronchialverengung verursachen. Es gehört zu den Zielen der Asthma-Therapie zu verhindern, dass Alltagsreize zu Atembeschwerden führen. Tritt dennoch Luftnot z.B. bei körperlicher Belastung oder bei feuchter Witterung auf, **muss die Therapie intensiviert werden.** Es wäre falsch verstandene Vorbeugung, sich körperlich nicht mehr zu belasten oder bei herbstlichem Wetter keinen Schritt mehr aus dem Haus zu tun.

Meiden sollte man jedoch Inhalationsreize wie Zigarettenrauch, Deospray oder Lösungsmittel, die nicht zum täglichen Leben gehören.

Das gilt beim allergischen Asthma auch für **Allergene**. Denn Allergene lösen nicht nur Asthmaanfälle aus, sondern unterhalten und verschlimmern auch die Entzündung der Bronchialschleimhaut. Bei allergischem Asthma ist es daher sehr wichtig, die beschwerdeauslösenden Allergene so gut wie möglich zu **meiden**.

Impfung gegen Grippe und Pneumokokken empfohlen

Um infektbedingten Verschlechterungen des Asthmas vorzubeugen, ist die jährliche **Grippeschutzimpfung** empfehlenswert. Außerdem wird für Asthmatiker die Impfung gegen die Lungenentzündungerreger Pmeumokokkken empfohlen.

I Pollenallergie

1. Informationsbeschaffung

Beim Pollenasthmatiker führen eingeatmete Pollen zu asthmatischen Beschwerden. Je höher die eingeatmete Pollenkonzentration, umso ausgeprägter die Reaktion der Bronchien.

botanische Kentnisse

Dem Pollenallergiker bleibt daher nicht erspart, sich botanische Kenntnisse anzueignen, zumindest über die Pflanzen, deren

Pollen ihm zu schaffen machen. Er **muss diese Pflanzen kennen**, damit er ihre Entwicklung im Jahresverlauf beobachten kann. Er sollte wissen, ob sie in seiner Wohngegend vorkommen oder den Weg zur Arbeit, zur Schule, zum Kindergarten oder zum Sport säumen. Zur Pflanzenbestimmung werden im Buchhandel zahlreiche Bestimmungsbücher angeboten.

Pflanzen setzen ihre Pollen während der Blütezeit frei. Ein Pollenallergiker sollte **wissen, in welchen Monaten die Pflanzen blühen**, auf deren Pollen er allergisch reagiert. Die Kenntnis des jahreszeitlichen und tageszeitlichen Rhythmus des Pollenflugs macht es dem Allergiker möglich, Spitzenbelastungen auszuweichen.

Frühzeitige Prognosen über den Blühbeginn ermöglichen den rechtzeitigen Einsatz entzündungshemmender Medikamente und können auch Hilfe bei der Urlaubsplanung bieten.

Aufschluss über die Pollenflugzeiten geben **Pollenkalender**. Man muss jedoch wissen, dass die Pollenflugzeiten von Region zu Region und von Jahr zu Jahr abweichen können. So beginnt der Pollenflug nach strengen Wintern erst Ende Februar, nach milden Wintern häufig schon im Januar, manchmal sogar schon im Dezember. In den letzten Jahren gab es fast regelmäßig im Frühjahr Verschiebungen von bis zu sechs Wochen, was dem Klimawandel geschuldet ist. Auch der Gräser- und Kräuterpollenflug hat immer früher eingesetzt.

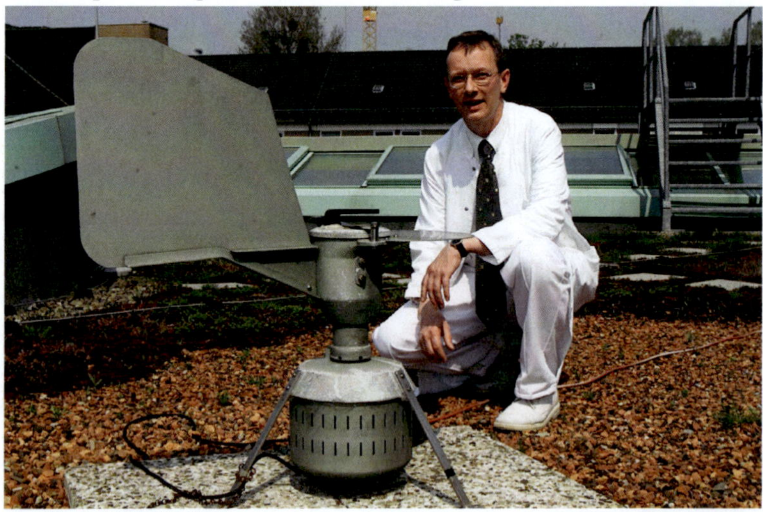

Abbildung 36: Pollenfalle

Der tatsächliche Pollenflug wird vom P**olleninformationsdienst Deutschland** ermittelt, der seit 1981 die Pollenflugvorhersage in Deutschland in Zusammenarbeit mit den Wetterämtern betreibt: Aus den Messwerten von rund 60 Pollenmess-Stationen, den Beobachtungsdaten der aktuellen Pflanzenwachstumsphasen und den Wetterparametern wird die Pollenflugvorhersage entwickelt und über Internet, Rundfunk und Fernsehen weitergegeben.

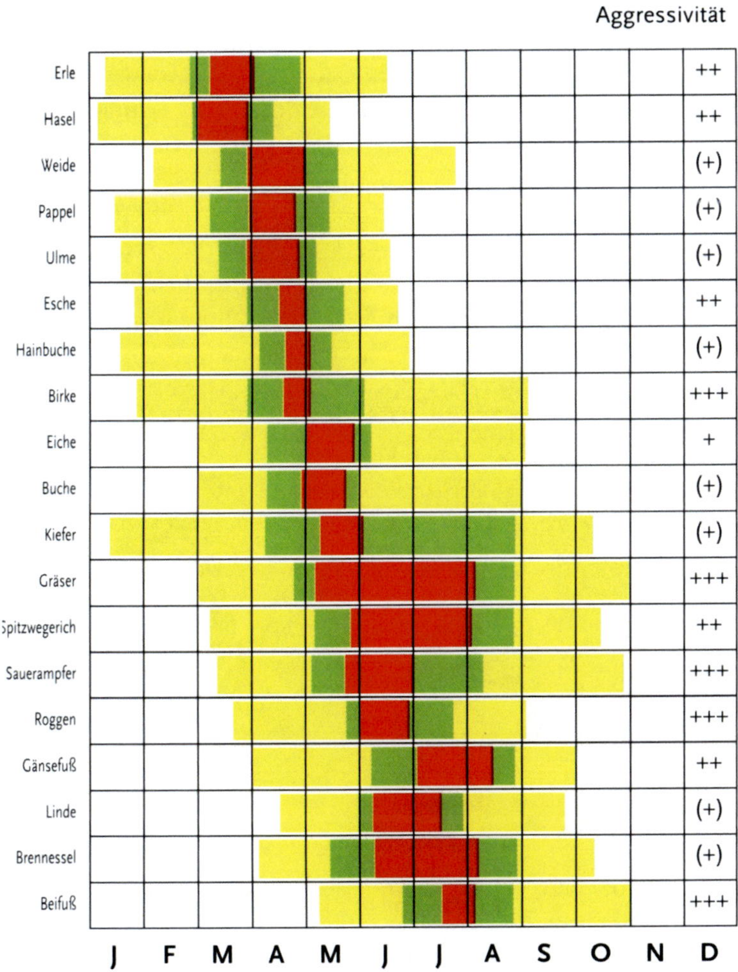

Abbildung 37: Pollenflugkalender mit Angabe der Aggressivität der Pollen
(+++ sehr hoch, ++ hoch, + mäßig, (+) gering)
grün = Vor-/Nachblüte, orange = Hauptblüte, gelb = Blüte möglich

2. Tageszeitliche und jahreszeitliche Periodik des Pollenflugs

Baumpollen, Graspollen und Kräuterpollen fliegen zu unterschiedlichen Zeiten im **Jahresverlauf**; es lassen sich drei Pollenjahreszeiten unterscheiden:

Mit der Blüte von Ulme, Hasel und Erle, die gerne entlang von Bächen und Flüssen wachsen, beginnt klassischerweise Anfang Februar die **Baumpollen-Jahreszeit**. Nach milden Wintern wie in den letzten Jahren setzt der Pollenflug jedoch bereits im Januar ein. Ende März/Anfang April beginnt die Birkenblüte, deren Pollen bis zum Ende der Baumpollenjahreszeit Anfang Juni fliegen.

Die **Graspollenjahreszeit** dauert von April bis August, die **Kräuterpollenjahreszeit** von Ende Juni bis September.

Die **Pilzsporenzeit** mit besonders hohen Pilzsporenkonzentrationen erstreckt sich von Ende Juni bis zum ersten Frost. Spitzenkonzentrationen an Pilzsporen werden im Herbst an feuchten, niederschlagsreichen Tagen gemessen.

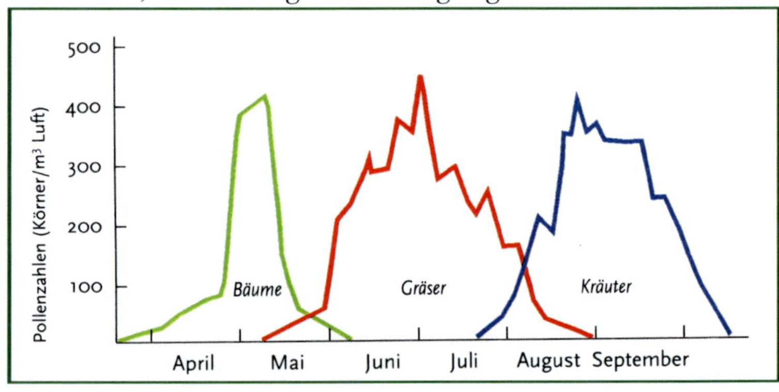

Abbildung 38: Pollenflug im Jahresverlauf

zwischen 2 und 6 Uhr morgens liegen die niedrigsten Pollenkonzentrationen vor

Nicht nur im Jahresverlauf, sondern auch im **Tagesverlauf** zeigt der Pollenflug eine Periodik: Am Morgen freigesetzte Pollen werden am späten Vormittag hoch in die Luft getragen, so dass die Pollenkonzentration um die **Mittagszeit ihren Maximalwert** erreicht. Bis zum Einbruch der Nacht fällt sie langsam wieder ab; zwischen 2.00 und 6.00 morgens werden die niedrigsten Pollenkonzentrationen gemessen.

3. Flucht vor den Pollen?

Pollen finden sich überall, man kann ihnen nicht ganz entkommen. Die Pollenbelastung lässt sich jedoch vermindern, wenn man weiß, welche Pflanzen für die Beschwerden verantwortlich sind und die Wachstumsgewohnheiten dieser Pflanzen kennt.

Pollenbelastung lässt sich vermindern

- **Ulme, Hasel und Erle** wachsen gern an Fluss- und Bachufern. Asthmatiker mit entsprechenden Allergien sollten daher von Januar bis Ende April/Anfang Mai Spaziergänge in Auwäldern meiden.
- **Graspollen**-Allergiker sollten während des Sommers Wiesen meiden. Im Juni empfiehlt es sich, wegen der Getreideblüte einen weiten Bogen um Getreidefelder zu machen. Besonders aggressiv ist die Roggenblüte. Arm an Graspollen sind im Frühsommer Nadelwälder und Gebirgslagen über 1000 m Höhe, im Sommer Wälder an Fluss- und Bachläufen und Gebirgsregionen über 1300 m Höhe.
  In Städten ist die Gräserpollenbelastung im Innenstadtbereich viel geringer als am Stadtrand und in den oberen Stockwerken eines Hochhauses niedriger als im Erdgeschoss. In manchen Großstädten sind die Gräserpollen-Konzentrationen in den Sommermonaten in der City nur halb so groß wie in den Außenbezirken.
- Die Konzentration an **Kräuterpollen** sind in Nadel- und Laubmischwäldern sowie in höheren Gebirgsgegenden relativ gering. Wie für die Gräserpollen gilt, dass die Kräuterpollen-Konzentration in höheren Wohn-Etagen abnimmt.
- **Regen** reinigt die Luft. Allergiker empfinden einen Spaziergang danach als angenehm. Allerdings gilt auch hier: keine Regel ohne Ausnahme! Starkregen und Gewitter lassen die Pollenkörner so anschwellen, dass sie platzen und ihre Allergene freisetzen. Dann können Allergiker im Freien sogar mehr Beschwerden haben.

4. Minimierung der Pollenbelastung in der Wohnung

In Wohnräumen lassen sich während der Pollensaison bis zu 5 Millionen Pollenkörner pro Gramm Hausstaub nachweisen. Wohnräume sollten daher in den Zeiten geringsten Pollenflugs **gelüftet** werden. Am besten nachts zwischen **1.00 und 6.00 Uhr** und bei Regenwetter.

Normalerweise ist die Pollenkonzentration in Innenräumen jedoch geringer als in der Außenluft.

Da der Pollenflug in den Mittagsstunden seinen Höhepunkt erreicht, sollten **Einkäufe, Spaziergänge und Gartenarbeiten bis 10.00 Uhr** morgens erledigt sein. Danach sollte man sich wenig im Freien aufhalten.

Die höchsten Pollenkonzentrationen in Innenräumen treten etwa drei Wochen auf, nachdem der Pollenflug seinen Höhepunkt überschritten hat. Diese Beobachtung lässt sich eigentlich nur damit erklären, dass für die Innenraumbelastung die **Einschleppung von Pollen** mit Schuhen und Kleidung bedeutsamer ist als der Polleneintrag durch Lüftung.

Abhilfe schaffen folgende Maßnahmen:

- Abendliches Haarewaschen entfernt Pollen, die sich tagsüber im Haar festgesetzt haben
- Kleidung und Bettwäsche häufig wechseln; gewaschene Wäsche nicht draußen trocknen lassen!

in der Wohnung

- Die Wohnung sollte nicht mit Blumensträußen, auch nicht mit Wiesensträußen von insektenblütigen Pflanzen, dekoriert werden
- Spezielle Luftreiniger mit HEPA-Filter sind in der Lage, über 99 % der allergieauslösenden Schwebeteilchen wie Pollen, Tierhaare, Hausstaubmilbenallergene und Schimmelpilzsporen aus der Luft zu filtern. Wissenschaftliche Untersuchungen weisen darauf hin, dass dadurch die Beschwerden von Allergikern gelindert werden können und die Bronchiale Überempfindlichkeit sich bessert, wenngleich auch nur in bescheidenem Ausmaß. Die meisten Luftreiniger, die auf dem Markt sind, sind jedoch nur dazu ausgelegt, Zigarettenrauch, Staub und Gerüche zu filtern. Für Allergiker sind nur Geräte geeignet, die das TÜV-Gütesiegel „Für Allergiker geeignet“ tragen.
- Tierhalter: Vorsicht! Im Futter von Hamstern, Papageien, Kanarienvögeln und Meerschweinchen haften große Mengen verschiedenster Pollenarten an den Körnern. Auf diesem Weg ist beispielsweise Ambrosia (auch Traubenkraut oder Ragweed genannt), ein lästiges Ackerunkraut und eine der stärksten Allergie-Auslöser der Pflanzenwelt, von Nordamerika nach Deutschland eingeschleppt worden.

Im Garten

- **Rasen** möglichst kurz halten, damit die Gräser nicht zur Blüte kommen. Das Rasenmähen sollte nicht dem Allergiker überlassen werden!
  Beim Umsetzen von Komposthaufen werden Millionen Pilzsporen freigesetzt; diese Arbeit sollte Nicht-Allergikern vorbehalten sein!
- **Bepflanzung**: Keine windblütigen Pflanzen! Beliebt aber ganz besonders gefährlich für Allergiker sind Birken! Windblütige Pflanzen sollten entfernt werden. Als Alternative bieten sich insektenblütige Pflanzen aus der Familie der Rosengewächse (z.B. Obstbäume und Rosen), der Schmetterlingsblütler (z.B. Ginster), der Lippenblütler (z.B. Lavendel) oder Veilchengewächse an.

im Garten

Im Auto

- Fenster schließen und Lüftung ausschalten
- Einbau von Mikrofiltern in die Lüftungsanlage

im Auto

In der Freizeit/ im Urlaub

- Den Urlaub sollte man fest in seine Pollenvermeidungsstrategie einbinden! Es empfiehlt sich, den **Jahresurlaub** in die Zeit zu legen, in der die allergischen Beschwerden am stärksten sind und ihn in **allergenarmen** Regionen zu verbringen.

  Dazu muss man folgendes wissen:
- In Höhenlagen über 1000 m ist die Baumblüte deutlich schwächer; Die Gräser- und Wiesenkräuterblüte erreicht nur an wenigen Tagen den allergologisch relevanten Schwellenwert, so dass der Pollenflug das ganze Jahr über deutlich geringer ausfällt als in Tallagen. Die Nachtstunden sind oft völlig frei von Pollenflug.
- Manchem Allergiker bringt schon ein Wochenendausflug ins Gebirge eine deutliche Linderung seiner Beschwerden.
- Das ganze Jahr über sind Gebiete mit trockenem, warmen Klima (Wüstenklima) pollenarm; im Mittelmeerraum ist der Pollenflug an den Küsten relativ gering, nicht jedoch im Hinterland. Auch die Nordseeinseln sind relativ pollenarm.

in der Freizeit und im Urlaub

! In manchen Gegenden Europas setzt die Blütezeit bestimmter allergologisch wichtiger Pflanzen um Wochen früher oder später ein als in Deutschland. Wer seinen Urlaub in die Zeit des stärksten Pollenflugs legt und als Reiseziel eine Region wählt, in der der Pollenflug bereits vorüber ist, wird sich frei von Beschwerden gut erholen können. Ein Restrisiko bei solchen Urlaubsstrategien bleibt, weil sich die Blühzeiten von Jahr zu Jahr verschieben können.

Erholsamer Urlaub für Allergiker

Hausstaubmilbe: kein Vorkommen im Hochgebirge über 1200 Meter Höhe und in Skandinavien nördlich von Stockholm

Erle: kein Vorkommen in Südspanien, Süditalien und Griechenland; in Nordeuropa setzt die Blütezeit 1 bis 2 Monate später ein

Hasel: kein Vorkommen in Südspanien, Süditalien und Griechenland; in Nordeuropa setzt die Blütezeit 3 bis 4 Wochen später, in Südeuropa ca. 4 Wochen früher ein

Esche: kein Vorkommen in Süditalien und Südgriechenland; in Nordeuropa setzt die Blütezeit 4 Wochen später ein; in Südeuropa endet der Pollenflug etwa 4 Wochen früher

Birke: kein Vorkommen in Südspanien, Süditalien und Griechenland; in Nordeuropa setzt die Blütezeit ca. 2 Wochen später ein

Gräser: in Nordeuropa setzt die Blütezeit 3 bis 4 Wochen später ein und endet etwa Mitte September. In Südeuropa beginnt der Pollenflug ca. 4 Wochen früher und endet erst Anfang/Mitte Oktober

Spitzwegerich: Pollenflugzeiten in ganz Europa identisch

Beifuß: Pollenflugzeiten in ganz Europa identisch

Gänsefuß: kein Vorkommen in Schottland/ Nordengland, Nordirland und Skandinavien. Pollenflugzeiten im übrigen Europa identisch

II Milbenallergie

1. Milbensanierung: für wen?

Hohe Wärmedämmung, Mehrfachverglasung: Qualitäten, die jedem Mieter oder Hausbesitzer angesichts steigender Energiepreise das Herz höher schlagen lassen. Zur Energieeinsparung ökologisch und ökonomisch geboten, sind viele Wohngebäude in den letzten Jahrzehnten regelrecht versiegelt worden.

zur Energieeinsparung sind viele Wohngebäude regelrecht versiegelt worden

Aber dadurch werden auch neue Probleme geschaffen. Die lästige Zugluft in schlecht isolierten Gebäuden sorgte für ständigen Luftaustausch. Perfekte Wärmedämmung unterbindet den Luftaustausch zwischen drinnen und draußen. Die Folge: Die Belastung unserer Wohnungen und Gebäude mit Innenraumschadstoffen und Hausstaubmilben - und parallel dazu das Problem der Hausstaubmilbenallergie - hat in den vergangenen Jahrzehnten besorgniserregend zugenommen.

Für jeden Allergiker, dessen Beschwerden durch eine Sensibilisierung gegen Milben ausgelöst sind, stellt sich die Frage, wie die Belastung durch Milbenallergene so gering wie möglich gehalten werden kann.

Im Grunde muss man den **Personenkreis**, der eine Milbensanierung durchführen sollte, jedoch viel weiter fassen:

Jeder Allergiker, der bereits gegen Milben sensibilisiert, aber noch von Beschwerden verschont ist, steht in der Gefahr, über kurz oder lang ein Milbenasthma oder einen allergischen Schnupfen auf Milbenallergene zu entwickeln.

Aber auch Allergiker, die noch keine Sensibilisierung gegen Milben zeigen, sollten die Milbenkonzentration in der Wohnung gering halten. Bei Atopikern nimmt nämlich im Laufe des Lebens die Zahl der Sensibilisierungen zu. Die Gefahr, dass eines Tages auch eine Hausstaubmilbenallergie auftritt, ist umso größer, je intensiver der Kontakt mit Hausstaubmilben-Allergenen ist.

Allergiker sollten die Milbenkonzentration in der Wohnung gering halten

Man muss daher allen Allergikern raten, eine Hausstaubmilbensanierung durchzuführen. Dadurch schützt man auch seine Kinder: Die Anlage zu allergischen Erkrankungen wird nämlich vererbt. Sind beide Eltern Allergiker, so haben die

Kinder ein 50 %iges Risiko, selbst Allergiker zu werden. Ist nur Vater oder Mutter Allergiker, vermindert sich das Risiko für das Kind auf 25 %. Es gibt Hinweise dafür, dass eine hohe Allergenbelastung dazu beiträgt, dass die allergische Veranlagung „durchschlägt“.

Wer seine Wohnung „milbensaniert“, muss sich darüber im Klaren sein, dass es nicht ausreicht, die Milben zu beseitigen. Auslöser der Allergie sind ja nicht die Milben selbst, sondern der allergenhaltige Kot, der auch nach Absterben der Milben Beschwerden auslöst. Während ihrer 2- bis 4monatigen Lebenszeit produzieren die Milben etwa das 200fache ihres Körpergewichtes an Kot! Ein Absterben der Milben führt zwar dazu, dass kein neuer, allergisch wirkender Kot anfällt; eine Besserung der allergischen Beschwerden ist jedoch erst dann zu erwarten, wenn auch bereits vorhandene Allergene entfernt werden. Daher ist eine umfassende Wohnungssanierung notwendig, wobei - da sich Milben in besonders großen Mengen in den Schlafräumen finden - insbesondere hier konsequente Maßnahmen erforderlich sind.

2. Vorhandene Allergene beseitigen

- Alte **Matratzen** sind riesige Milbenfriedhöfe. Sie sollten durch neue ersetzt werden: Günstig sind Matratzen, deren äußere Hülle per Reißverschluss abgenommen und dann alle 4 Wochen bei 60°C gewaschen werden kann. Fragen Sie im Fachgeschäft nach!
- **Bettdecken und Kissen** sollten bei 60°C waschbar sein, damit sie milbenfrei gehalten werden können.
- **Teppichboden** sollte durch glatte Fußbodenbeläge aus Holz, Stein oder Kunststoff ersetzt werden.
  Sämtliche Textilien im Raum (z.B. **Gardinen**) sollten bei 60°C waschbar sein.
- Auch **Polstermöbel** beherbergen häufig Millionen von Milben und haben im Schlafbereich keinen Platz! Ledermöbel haben den Vorteil, dass Milben nicht in die Tiefe eindringen können. Außerdem können sie abgewischt werden, so dass Milben hier keine Nahrung (z.B. Hautschuppen!) finden. Veloursleder ist aufgrund seiner rauen Oberfläche nicht geeignet.

3. Erneute Milbenbesiedlung verhindern

Ist die Wohnung einmal saniert, kommt es darauf an, eine erneute Besiedlung mit Milben zu verhindern.

Der größte und gefährlichste Milbenhort ist nach heutigen Erkenntnissen die Matratze. Sie beherbergt zehnmal mehr Milben als Bettdecken und Kopfkissen. Um die Matratzen milbenfrei zu halten, sind spezielle **Matratzenüberzüge, sogenannte „Encasings"** entwickelt worden, die von mehreren Herstellern angeboten werden. Sie bilden für Milben und Milbenallergene eine undurchlässige Barriere und verhindern, dass sie in die Tiefe der Matratze eindringen. Da sie aber Wasserdampf durchlassen, sind sie hautfreundlich. Für diese Bezüge ist in großen wissenschaftlichen Untersuchungen inzwischen der Nachweis erbracht worden, dass die Milbenkonzentration im Schlafbereich unter die Auslöseschwelle absinkt und eine Besserung der allergischen Beschwerden erreicht wird. Daher übernehmen inzwischen alle Krankenkassen für Patienten mit Milbenasthma die Kosten derartiger Bezüge.

spezielle Matratzenüberzüge

Um zu überleben, braucht die Milbe ausreichend Nahrung, ausreichende Luftfeuchtigkeit und eine günstige Umgebungstemperatur. Da Nahrung in Form organischer Materialien wie Hautschuppen, Textilfasern, Cellulose, Krümel von Nahrungsmitteln, Schimmelpilze und Bakterien in jeder Wohnung reichlich vorhanden ist, müssen Luftfeuchtigkeit und Umgebungstemperatur so beeinflusst werden, dass die Hausstaubmilbe ungünstige Lebensbedingungen vorfindet.

Luftfeuchtigkeit senken

Die empfindlichste ökologische Größe für die Milbe ist die **Luftfeuchtigkeit**: Sinkt sie unter 50 % ab, gehen die Milben zugrunde. Eine Luftfeuchtigkeit unter 50 % lässt sich durch richtiges Lüften erreichen, denn beim Lüften werden warme, feuchte Luftmassen durch kältere, „trockene" Luft ausgetauscht. Die Grundregel für richtiges Lüften lautet:

„oft - kurz - kräftig".

- Oft bedeutet: 3- bis 4mal täglich, und zwar morgens nach dem Aufstehen (um die während der Schlafphase angefallene Feuchtigkeit zu entfernen), mittags, am Nachmittag und vor dem Schlafengehen, damit die Feuchtigkeit, die beim

Kochen, Waschen, durch Körperpflege und Atmung entsteht, beseitigt werden kann.

- Kurz bedeutet: 5 bis 15 Minuten. Eine Dauerbelüftung der Räume wäre Energieverschwendung!
- Kräftig heißt: Fenster vollständig öffnen und für Durchzug sorgen.
- Die Luftfeuchtigkeit sollte durch ein Hygrometer kontrolliert werden. Wenn kurzzeitig vermehrt Wasserdampf in der Wohnung freigesetzt wird, z.B. beim Duschen oder Kochen, sollten die Räume anschließend sofort entlüftet werden.

gleichmäßige Raumtemperatur

- Die Raumtemperaturen sollten zwischen 16°C und 20°C gehalten werden. Damit keine Feuchtigkeit durch Wasserkondensation in kälteren Zimmern entsteht, sollten alle Räume dieselbe Temperatur haben: Temperaturunterschiede zwischen den Zimmern sollten nicht größer als 4°C sein.

Außerdem ist folgendes zu beachten:

- Längerer Aufenthalt im Bett oder im Schlafzimmer (Lesen, Musikhören usw.) führt zu einer Zunahme der Luftfeuchtigkeit und fördert damit das Wachstum der Milben. Der Schlafraum sollte also wirklich nur zum Schlafen benutzt werden.
- Kuscheltiere und Zimmerpflanzen sind Staubfänger und sollten aus dem Schlafzimmer entfernt sein.
- Die Bettwäsche sollte täglich in der Sonne gelüftet, wöchentlich gewechselt und bei mindestens 60°C gewaschen werden. Falls Sie eine Matratze angeschafft haben, deren Überzug per Reißverschluss abgenommen werden kann, so sollte auch der Überzug alle 4 Wochen bei mindestens 60°C gewaschen werden.
- Bettdeckenfüllung und Kissen sind mindestens 2mal jährlich bei 60°C zu waschen.
- Die Matratze sollte einmal wöchentlich abgesaugt werden (Staubsauger mit Ultrafeinfilter).
- Der Boden sollte einmal wöchentlich staubgesaugt werden (häufigeres Staubsaugen ist nicht nötig). Viele alte Staubsauger geben einen Teil des Staubs mit der Abluft wieder ab. Achten

Sie darauf, dass Ihr Staubsauger mit einem Mikrofilter ausgerüstet ist (fragen Sie bei Ihrer örtlichen Verbraucherzentrale nach!).
Bei einem Neubau kann man sich auch eine zentrale Staubsauganlage installieren lassen: Der Staubsauger ist fest im Keller montiert. In den Wohnräumen sind Dosen installiert, in die man den Staubsaugerschlauch einsteckt. Selbstverständlich sollte nicht der Allergiker staub-saugen, sondern ein anderes Familienmitglied. Was man wissen muss: Durch Staugsaugen kann zwar der Hausstaub, der den Milben als Nahrung dient, entfernt werden, es gelingt jedoch nicht, Milben oder deren Kot aus der Tiefe von Polstern und Geweben abzusaugen. Feuchtes Staubwischen erhöht die Luftfeuchtigkeit, fördert das Milbenwachstum und sollte daher unterbleiben.

- Offene Regale sind prinzipiell ungünstig; sie sollten trocken entstaubt werden. Eine halbe Stunde nach Entstauben sollte der Raum staubgesaugt werden.
- Textilien (Bezüge, Polster, Teppiche) sollten häufiger abgesaugt werden.
- Kleidung sollte nach Möglichkeit bei 60°C waschbar sein, weil dadurch eine fast hundertprozentige Entfernung der Milbenallergene gelingt;
- Wäsche, die nicht bei 60°C waschbar ist, sollte chemisch gereinigt werden. Die chemische Reinigung ist, was die Allergenreduktion angeht, der 60°C Wäsche jedoch deutlich unterlegen.
- Kuscheltiere sollten aus synthetischem Material bestehen. Auch sie gehören regelmäßig bei 60°C in die Waschmaschine. Falls man Sorge haben muss, dass sie das nicht überstehen, sollte man sie regelmäßig für zwei Stunden bei 60°C bis 80°C in den Wäschetrockner legen und anschließend abgesaugen. Falls kein Wäschetrockner vorhanden ist, kann man die Kuscheltiefe auch für zwei Stunden bei 60 °C in den „Backofen" legen.
- Der Schlafplatz von Haustieren ist ein idealer Lebensraum für Hausstaubmilben. Grundsätzlich gilt: Haustiere gehören nicht in Haushalte, in denen Allergiker leben! Manchmal muss man natürlich Kompromisse schließen: Dann gilt, dass zumindest

der Schlafplatz des Tieres außerhalb des Wohnbereichs eingerichtet und wöchentlich gründlich gereinigt werden muss.

- Um festzustellen, wie hoch die Milbenbelastung von Matratzen, Polstermöbeln und Teppichen ist, können Sie sich in der Apotheke einen Milben-Test (z.B. Acarex® o.ä.) kaufen, mit dem Sie Milben nachweisen können.
- Einrichtungsgegenstände, die nicht gewaschen oder chemisch gereinigt werden können, können mit Mitteln gegen Milben (z.B. Acarosan® o.ä.) behandelt werden. Diese Mittel reduzieren die Milbenallergene jedoch nur um 30-70 %, so dass die Auslöseschwelle meistens nicht unterschritten wird. Außerdem ist die Behandlung relativ teuer. Es ist daher allemal besser, wenn Sie in Ihrer Wohnung Textilmaterialien nur so einsetzen, dass sie ohne allzu großen Aufwand bei 60 Grad gewaschen werden können.

TIPS FÜR BAUHERREN:

Sollten Sie sich entschließen, selbst zu bauen, so sollten Sie Bauplatz und Baumaterialien so wählen, dass Hausstaubmilben der Aufenthalt in Ihrem künftigen Heim vergällt wird:

Sonnige Wohnlagen sind am besten geeignet. Im weiteren Umkreis Ihres Bauplatzes sollte sich kein offenes Gewässer befinden; Regionen mit überwiegend feuchtem Klima sollten Sie nicht als Wohnort wählen.

Fertighausbau oder poröse Steinbauten sind aufgrund ihrer Baumaterialien besonders geeignet. Die Böden sollten glatt und pflegeleicht sein wie Laminat, Parkettfußboden, Keramikfußboden oder Kunststoffböden. Tiefere Fugen sind schlecht zu reinigen und sollten vermieden werden.

Die Heizungsanlage muss so ausgelegt sein, dass die Zimmer gleichmäßig beheizt werden, damit sich keine kalten Raumbezirke ausbilden, in denen Wasser kondensiert (z.B. Fensterflächen, deshalb werden Heizkörper unter den Fenstern montiert !). Bewährt haben sich insbesondere Fußbodenheizungen.

III Tierallergie

In den letzten Jahren haben wissenschaftliche Untersuchungen für Diskussionsstoff gesorgt, die – abweichend von der bis dahin vorherrschenden Auffassung – zeigten, dass Kinder, die in Familien hineingeboren wurden, die bereits Katzen oder Hunde als Haustiere hielten, ein um 50% vermindertes Risiko hatten, bis zum 7. Lebensjahr eine Allergie zu entwickeln. Dieser Effekt tritt aber offenbar nur ein, wenn die Tiere bereits in der frühkindlichen Prägephase des Immunsystems zum Haushalt gehören. Schafft man Hund oder Katze erst später an, sieht die Situation wahrscheinlich anders aus: Da das Risiko für die Entwicklung einer allergischen Sensibilisierung bei einem Atopiker mit zunehmendem Allergenkontakt wächst, ist es meist nur eine Frage der Zeit, bis Tierkontakt Beschwerden verursacht.

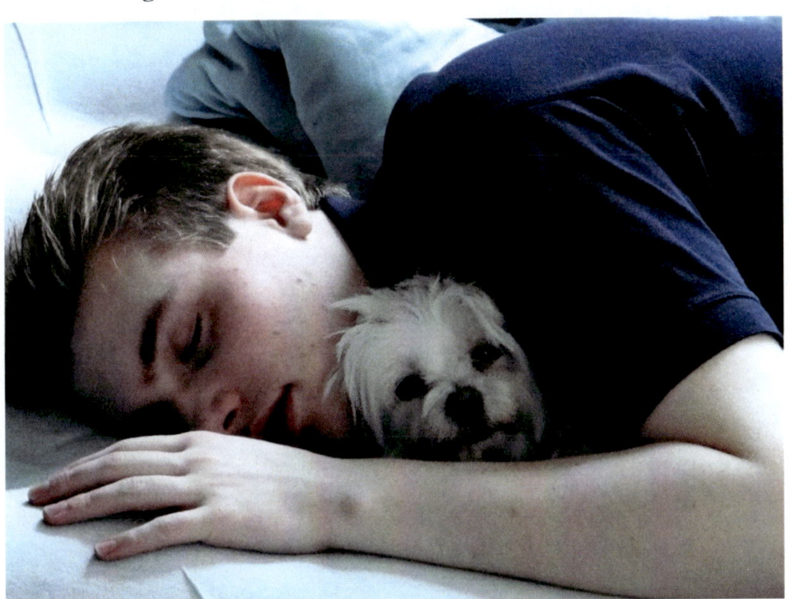

Abbildung 39: Eine Allergie gegen den geliebten Freund ist immer einer Katastrophe

Tragisch wird die Situation oft, wenn ein Tier, das als treuer und liebgewordener Gefährte zur Familie gehört, eines Tages als Auslöser asthmatischer Beschwerden erkannt wird. Was tun? Auch wenn es noch so schmerzlich ist: Das Tier muss ein neues Zuhause bekommen! Vielleicht hat jemand aus Verwandt schaft, Freundeskreis oder Nachbarschaft schon längst eine Zuneigung zu Ihrem vierbeinigen Freund gefasst und würde ihn gerne aufnehmen!

Ist das Tier abgegeben, ist ein großer Hausputz angesagt, der mehrfach wiederholt werden muss: Insbesondere Katzenallergene sind an feinste Staubteilchen gebunden und bleiben lange in der Luft schweben.

Kann das Haustier doch bleiben?

Wer könnte nicht verstehen, dass mancher Allergiker verzweifelt nach Möglichkeiten sucht, sein Haustier behalten zu können.

Es ist zwar richtig, dass es Möglichkeiten gibt, die Allergenabgabe der Tiere zu verringern:

Bei Katzen verringert regelmäßiges Waschen den Allergengehalt im Fell; das wird bei Katern auch durch eine Kastration erreicht, weil die Allergenproduktion offenbar einer hormonellen Regulation unterliegt. Auch die Industrie hat hier eine Marktlücke ausgemacht und bietet Sprays und Medikamente zur Verminderung der Allergenabgabe an.

Diese Maßnahmen vermindern die Allergene jedoch nicht ausreichend und führen dazu, dass der Allergiker sich in Sicherheit wiegt, während der Sensibilisierungsgrad weiter zunimmt:

Ist erst einmal eine Allergisierung entstanden, führt eigentlich kein Weg daran vorbei, ein neues Zuhause für das Haustier zu suchen.

IV Schimmelpilz-Allergie

Schimmelpilz-Sporen kommen in großen Konzentrationen ganzjährig in der Außenluft und in Innenräumen vor. Die Möglichkeiten ihnen auszuweichen, sind daher begrenzt.

Da wir etwa 70 bis 80 % des Tages in Innenräumen verbringen, besteht die wichtigste Maßnahme darin, zusätzlichem Schimmelpilzwachstum in den Räumen wehren, in denen wir leben und in denen wir arbeiten: Wohnung und Arbeitsplatz müssen auf sichtbaren Schimmelpilz-Befall abgesucht werden.

Schimmelpilze lieben Feuchtigkeit

Schimmelpilze benötigen Feuchtigkeit zum Wachsen. Sie sind daher in den Räumen zu finden, in denen viel Feuchtigkeit entsteht, ohne entweichen zu können. Bäder und Duschen sind Lieblingsorte für Schimmelpilzkolonien: Mangelhafte Entlüftung belässt den Wasserdampf im Raum und führt zu hoher Luftfeuchtigkeit, so dass Schimmelpilze optimale Wachstumsbedingungen finden.

In der Küche werden beim Kochen große Mengen Wasserdampf freigesetzt. Wird nicht gründlich gelüftet, ist die Gefahr der Schimmelbildung sehr groß.

Blumentöpfe sind ein Hort für Schimmelpilze und sollten entfernt werden.

Besonderes Augenmerk ist auf Kältebrücken in der Wohnung zu richten: z.B. Aluminiumfensterrahmen, an denen Wasserdampf kondensiert; kalte, beschlagene Fensterscheiben oder schlimmer - weil für einen Laien schwierig zu erkennen - Kältebrücken, die auf baulichen Mängeln beruhen, wie z.B. Stahlträger, die Kälte von außen bis an den Innenputz weiterleiten.

Sofern die Schimmelpilzbildung nicht durch bauliche Mängel gefördert wird, die beseitigt werden müssen, besteht die wichtigste Maßnahme gegen Schimmelpilzwachstum darin, die Luftfeuchtigkeit in der Wohnung zu senken. Besonders wichtig ist richtiges Lüften. Die Maßnahmen, die ergriffen werden müssen, unterscheiden sich nicht von denen, die Hausstaubmilbenallergiker beachten müssen; sie sind im Abschnitt: „Vorbeugen: Hausstaubmilbenallergie“ beschrieben.

V Hyposensibilisierung

Im weitesten Sinne kann man auch die Hyposensibilisierung zu den vorbeugenden Maßnahmen bei allergischem Asthma oder allergischem Schnupfen rechnen. Durch die Hyposensibilisierung wird die Reaktion des Immunsystems auf eingeatmete Allergene abschwächt. Bei der klassischen Hyposensibilisierung werden dem

Patienten geringe Mengen des Allergens, auf das er allergisch reagiert, unter die Haut des Oberarms gespritzt. Die Hyposensibilisierung wird anfänglich meist wöchentlich durchgeführt. Dabei wird die Allergen-Dosis von Mal zu Mal gesteigert, bis die vorgesehene maximale Dosis erreicht ist. Danach erhält der Allergiker seine Hyposensibilisierungsspritze monatlich. Die Behandlung erstreckt sich über 3 bis 5 Jahre. Man geht davon aus, dass bei einer leichten Pollenallergie mit allergischem Schnupfen bei ca. 70% der Betroffenen die Beschwerden durch eine Hyposensibilisierung zu bessern sind. Bei einer Insektengiftallergie liegen die Erfolgsraten sogar bei 90%. Bei Hausstaubmilbenallergie gingen die Meinungen der Experten über die Wirksamkeit bislang auseinander; in den letzten Jahren haben jedoch Studien gezeigt, dass auch hier eine Hyposensibilisierung Symptome und Krankheitsverlauf günstig beeinflussen kann.

Während die klassische Hyposensibilisierungstherapie mit Injektionen unter die Haut erstmals 1911 angewendet wurde, kam das erste Präparat zur sublingualen Hyposensibilisierung erst 2006 auf den Markt. Dabei wird das Allergen als Tablette täglich unter die Zunge gebracht. Die Erfolge der sublingualen Hyposensibilisierung sind etwa halb so groß wie bei der klassischen Hyposensibilisierungsbehandlung. Machbar ist heutzutage eine sublinguale Hyposensibilisierung gegen Baumpollen (Präparate u.a. Itulazax, Staloral und Sublivac), Gräser-, Getreide- oder Kräuterpollen (Präparate u.a. Grazax, Oralair, Ragwizax) und gegen Hausstaubmilben (Präparate u.a. Acarizax, Aitaro, Amitend, Orylmyte). Bei der sublingualen Therapie ist Therapietreue wichtig, das heißt, die Tablette muss auch wirklich täglich genommen werden.

Da man dem Allergiker bei der klassischen Hyposensibilisierung das Allergen spritzt, gegen das er sensibilisiert ist, können in seltenen Fällen schwere Nebenwirkungen auftreten, die von Missempfindungen über Asthma-Beschwerden bis hin zu Schockzuständen reichen. Man geht davon aus, dass leichtere Nebenwirkungen bei bis zu 20 % der Behandelten auftreten. Auch bei der sublingualen Hyposensibilisierung können örtliche und in seltenen Fällen auch schwerere Nebenwirkungen auftreten; schwere Nebenwirkungen sind bei der sublingualen Hyposensibilisierung aber recht selten. Aufgrund des Nebenwirkungsrisikos dürfen daher nur Ärzte eine Hyposensibilisierungsbehandlung durchführen, die Erfahrung mit dieser Therapie haben und eventuelle Nebenwirkungen sofort behandeln können.

Eine Hyposensibilisierung sollte erwogen werden, wenn

Wann ist eine Hyposensibilisierung sinnvoll

- das Allergen nicht gemieden werden kann und
- die allergischen Beschwerden durch die medikamentöse Behandlung nicht in den Griff zu bekommen sind.

Die klassische Hyposensibilisierungsbehandlung und die Therapie mit etlichen sublingualen Präparaten, die schon länger am Markt sind, ist bei Kindern ab dem 5. Lebensjahr zugelassen. Neuere Präparate sind meistens erst einmal nur für Erwachsene zugelassen.

Die Hyposensibilisierung wird im Allgemeinen über 3 bis 5 Jahre durchgeführt. Wenn sie zu einer Besserung des Asthmas oder des allergischen Schnupfens führt, hält die Besserung meistens für einige Jahre an.

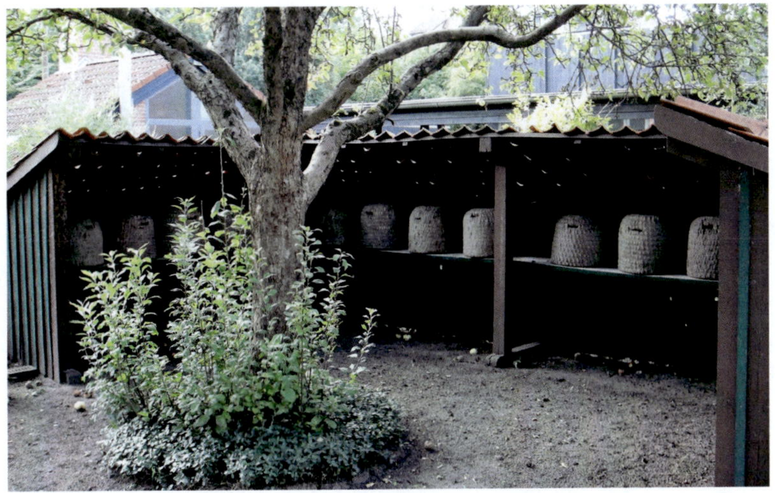

Abbildung 40: Gegen Wespen- und Bienengift-Allergien kann erfolgreich hyposensibilisiert werden

Teil 4:

Therapie von allergischem Schnupfen und Augenentzündung

Zur Therapie der allergischen Bindehautentzündung haben sich Augentropfen bewährt, die Cromoglicinsäure enthalten. Wie beim Asthma muss die Behandlung bereits frühzeitig eingeleitet werden, da Cromoglicinsäure ihre Wirkung erst allmählich entfaltet. Meistens reicht es aus, 10 bis 14 Tage vor erwartetem Beginn der Symptomatik mit der Therapie zu beginnen.

Auch der allergische Schnupfen lässt sich mit Cromoglicinsäure therapieren. Wie bei der Bindehautentzündung benötigt Cromoglicinsäure 10 bis 14 Tage Vorlauf, ehe eine optimale Abschirmung der Schleimhäute gegen Allergene erreicht ist. Cromoglicinhaltige Augen- und Nasenpräparate sind nahezu nebenwirkungsfrei und daher in der Apotheke ohne Rezept zu erhalten. Da es etliche Anbieter am Markt gibt, fragt man am besten in der Apotheke nach geeigneten Präparaten.

Der Wirkstoff Nedocromil ist mit Cromoglicin eng verwandt und in der Wirkung vergleichbar.

Bei starkem allergischem Schnupfen reicht Cromoglicinsäure häufig nicht aus, um die Beschwerden vollständig zu unterdrücken. Dies gelingt jedoch fast immer mit kortisonhaltigen Nasensprays. Auch sie benötigen bis zum Wirkungseintritt eine Vorlaufzeit, die jedoch mit 3 bis 5 Tagen relativ kurz ist. Kortisonhaltige Nasensprays sind bei korrekter Anwendung sehr gut verträglich; Nebenwirkungen sind nicht zu befürchten. Enthalten sind in den Sprays die Substanzen Budenosid, Beclomethason, Fluticason, Mometason oder Flunisolid. Auch sie werden von verschiedenen Herstellern angeboten.

Antihistaminika, die beim Asthma bronchiale keine überzeugende Wirkung zeigen, können sowohl den allergischen Schnupfen als auch die allergische Bindehautentzündung lindern. Lokal anzuwendende, gut verträgliche und sofort wirkende

Präparate sind die Substanzen Azelastin und Levocabastin. Die übrigen Präparate werden als Tablette oder Saft genommen. Zu beachten ist, dass ältere Antihistaminika müde machen.

Sprays und Tropfen

Die Beschwerden einer allergischen Rhinokonjunktivitis sind mit örtlich anzuwendenden Medikamenten gut zu beherrschen. Die Verordnung von Kortisontabletten oder gar -injektionen sollte nicht nötig sein (besonders problematisch sind Kortisoninjektionen in die Muskulatur, deren Wirkung wochenlang anhält; da die natürliche Tagesrhythmik der Kortisonproduktion nicht nachgeahmt wird und die Kortisondosis den Beschwerden nicht mehr täglich angepasst werden kann, ist die Gefahr groß, dass Kortisonnebenwirkungen auftreten). Um die Zeit bis zum Wirkungseintritt von cromoglicinsäure- oder kortisonhaltigen Nasensprays zu überbrücken, können Nasentropfen zum Abschwellen der Schleimhäute verordnet werden. Von einer Dauerbehandlung mit solchen Tropfen ist jedoch abzuraten, da sie die Nasenschleimhäute austrocknen und bei Langzeitanwendung sogar dauerhaft schädigen können.

Auch der Leukotrien-Antagonist Montelukast (Präparate Singulair, Montelubronch, Montelair u.a.) wird nicht nur beim Asthma bronchiale eingesetzt, sondern wirkt auch gut gegen Heuschnupfen und allergische Bindehautentzündung.

Antihistaminika auch zur Asthma-Behandlung?

Histamin ist ein Mediator, der beim Asthma zur Brochialverengung beiträgt. Daher erhoffte man sich von Medikamenten, die die Histaminwirkung blockieren, eine Besserung der asthmatischen Symptomatik. Diese Erwartungen haben sich jedoch nicht bestätigt: Antihistaminika können zwar bei allergischem Schnupfen und bei der allergischen Bindehautentzündung hilfreich sein, haben beim Asthma jedoch keine Wirkung.

Teil 5:

Therapie-Strategie: Alles unter Kontrolle?

I Strategie

Das Ziel moderner Asthma-Therapie lässt sich mit sechs Worten zusammenfassen: Asthma unter Kontrolle und keine Medikamentennebenwirkungen!

Therapieziele bei Asthma bronchiale

- Symptomkontrolle einschließlich nachts und bei Belastung
- Verhinderung von Verschlimmerungen
- Erreichen der bestmöglichen Lungenfunktion
- Keine Medikamenten-Nebenwirkungen

Abbildung 39: Therapieziele bei Asthma

Das hört sich einfach an. Die Umsetzung ist aber kompliziert. Schauen wir uns die Therapie-Strategie etwas genauer an:

Drei Ziele müssen Arzt und Patient mit der Behandlung erreichen: Normale Lebensqualität, normale Lebenserwartung und das ohne Schädigung durch die eingesetzten Medikamente.

Leben ohne Luftnot

Normale Lebensqualität bedeutet: Leben ohne Luftnot. Ein Asthmatiker soll normal belastbar sein; Asthmaanfälle sollen die Ausnahme bleiben

Normale Lebenserwartung bedeutet: Das Asthma darf keine Schäden an Bronchien und Lunge verursachen.

Wenn das Asthma nicht ausreichend behandelt wird, bleiben die Bronchien verengt. Die meisten Patienten merken, dass die Behandlung nicht optimal ist, weil ihnen bei körperlichen

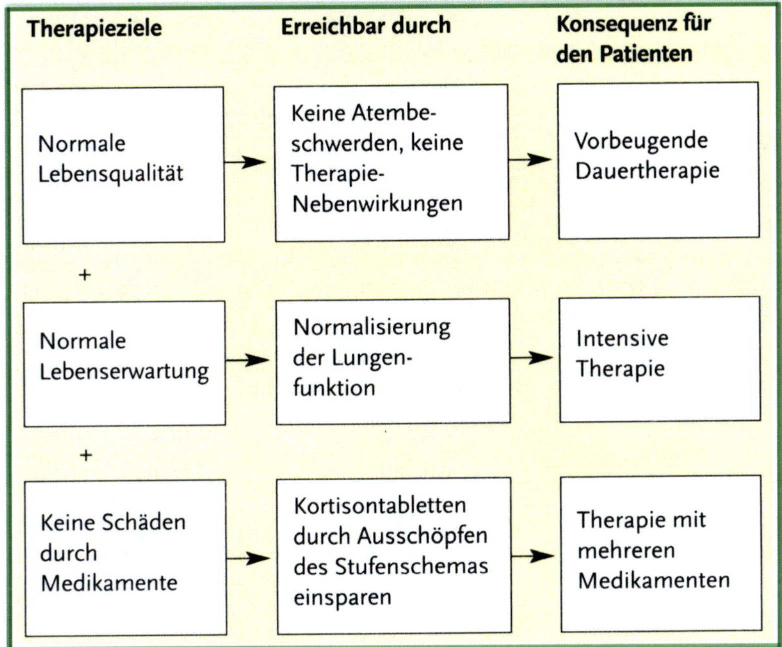

Abbildung 41: Therapie-Strategie

Anstrengungen rasch die Puste ausgeht. Es kommt jedoch auch vor, dass Patienten an diesen Zustand so gewöhnt sind, dass sie ihn für normal halten und meinen, um ihre Luft sei es gar nicht so schlecht bestellt.

Verengte Bronchien - gleichgültig ob sie dem Asthmatiker zu schaffen machen oder nicht - und immer wiederkehrende Atemwegsinfektionen unterhalten die asthmatische Entzündung: Es kommt zu Schäden der Bronchialschleimhaut und zu einem Zusammenbruch der Abwehrfunktionen. Am Ende dieser Entwicklung bildet sich eine dauernde, medikamentös kaum noch zu beeinflussende Bronchialverengung und ein Lungenemphysem aus, Schäden, die nicht mehr reparabel sind. Das Ergebnis: frühzeitige Invalidität und verringerte Lebenserwartung.

Therapie soll Folgeschäden verhindern

Die medikamentöse Behandlung hat daher nicht allein die Aufgabe, den Patienten beschwerdefrei zu machen, sondern soll auch verhindern, dass Asthma-Folgeschäden auftreten.

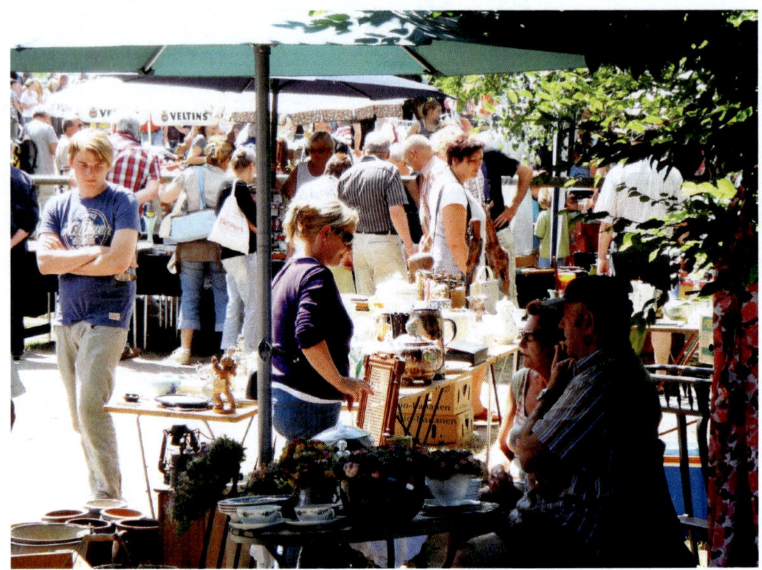

Abbildung 42: Bei guter Therapie ist ein Asthmatiker im Alltag völlig beschwerdefrei und braucht sich keinerlei Beschränkungen auferlegen

Dieses Ziel wird erreicht, wenn durch die Therapie die Bronchien wie beim Gesunden normal weit sind und bleiben.

Für den Arzt bedeutet das: Die Behandlung muss die Lungenfunktion und die Stickstoffmonoxid-Konzentration in der Ausatemluft normalisieren.

Für die meisten Asthmatiker bedeutet das: Sie müssen dauernd vorbeugend Medikamente einnehmen.

Bei der Therapie darf ein dritter Gesichtspunkt nicht unberücksichtigt bleiben: Es wäre fatal, wenn die Bemühungen um Verbesserung von Lebensqualität und Lebenserwartung durch schwere Medikamentennebenwirkungen zunichte gemacht würden:

Das wirksamste Asthma-Medikament ist Kortison. Wird es jedoch über längere Zeit als Tablette oder Spritze in hoher Dosis verabreicht, treten schwere Nebenwirkungen auf, wie die Osteoporose (Knochenentkalkung), die sogenannte Stammfettsucht (Umverteilung des Körperfetts) oder die Kortisonhaut.

nach Möglichkeit ohne Kortison

Die Therapieziele „Beschwerdefreiheit“ und „normale Lungenfunktion“ sollten daher nach Möglichkeit ohne Kortisontabletten oder -spritzen erreicht werden. Lässt sich Kortison nicht vermeiden, muss das Medikament in der geringstmöglichen Dosis eingesetzt werden.

Stufentherapie soll Kortisontabletten vermeiden helfen

Aus diesem Grund wird die Asthmatherapie nach einem Stufenschema aufgebaut, bei dem Kortison auf der letzten Treppenstufe steht, denn eigentlich hat die Stufentherapie nur ein Ziel: Den Einsatz von Kortisontabletten zu vermeiden, oder sie – wenn doch unumgänglich – so niedrig wie möglich zu dosieren. Bevor Kortison eingesetzt wird, sollten daher alle anderen bronchialerweiternden Medikamente ausgeschöpft sein.
Das wiederum bedeutet: Ein schweres Bronchialasthma wird mit drei bis vier verschiedenen Medikamenten behandelt.

Natürlich könnte man die Bronchien auch mit einer einzigen hochdosierten Kortisontablette statt mit vielen verschiedenen Medikamenten weiten. Aber spätestens nach ein bis zwei Jahren hätte der Patient eine schwere schmerzhafte Knochenentkalkung, eine Osteoporose; dieser Schaden wäre nicht wieder gutzumachen!

Ein Asthmatiker muss daher wissen: Bei der Asthmabehandlung hat die Patientenweisheit, dass viele Medikamente schädlicher sind als wenige, keine Gültigkeit!

Das heute international empfohlene Stufenschema richtet sich nach den aktuellen GINA-Leitlinien:

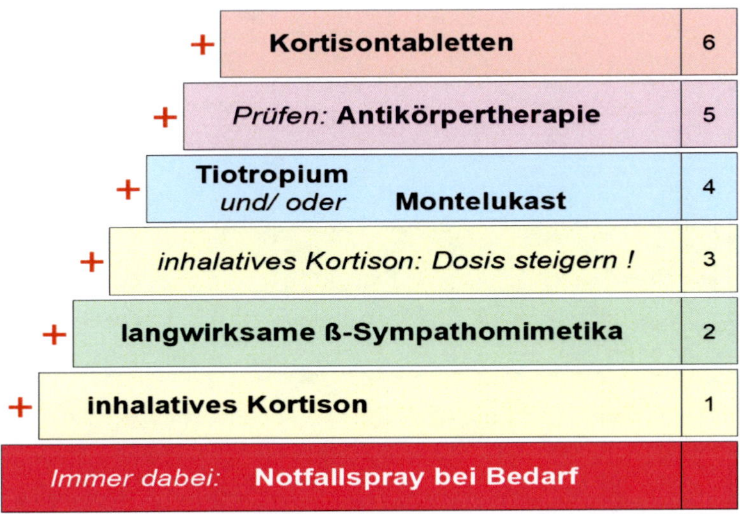

Abbildung 43: Das Stufenschema der Asthmatherapie, modifiziert nach GINA

II Regelkreis: Die Krankheit immer unter Kontrolle behalten

Das Stufenschema ist gleichsam der Medikamenten-Baukasten und der Therapie-Bauplan des Arztes: Hier bedient er sich bei den Wirkstoffen und stellt sie zu einem sinnvollen Konzept zusammen. Bleibt die Frage: Wie hoch soll er sein Therapiegebäude mauern? Und bleibt es immer bei der einmal festgelegten Medikamentenzusammenstellung?

Diese Fragen lassen sich leicht beantworten, wenn man die Spielregeln der Therapie verstanden hat. Die Asthma-Therapie funktioniert nämlich nach dem Prinzip eines Regelkreises:

Peak-flow-Werte und Atembeschwerden bei körperlicher Anstrengung zeigen sehr sensibel und verlässlich eine Bronchialverengung an; sie sind sozusagen die **Messfühler,** nach denen die Asthma-Therapie gesteuert wird. Da es der Patient ist, der die Peak-Flow-Werte misst und seine Beschwerden beurteilt, ist eine gute Therapie nur bei enger und vertrauensvoller Zusammenarbeit zwischen Arzt und Patient möglich.

schon geringfügige Reize führen zu einer Bronchialverkrampfung

Das Bronchialsystem des Asthmatikers ist aufgrund seiner Überempfindlichkeit sehr „störanfällig“: Schon geringfügige Reize

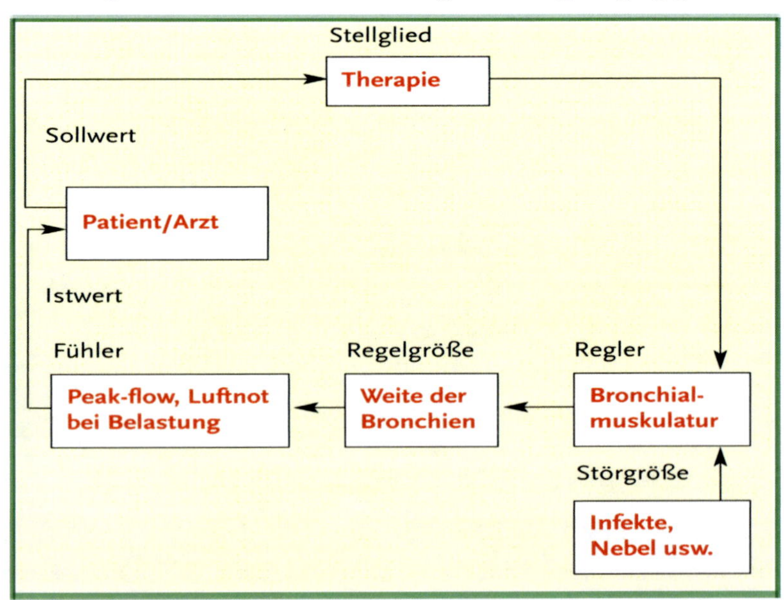

Abbildung 44: Asthmatherapie als Regelkreis

wie neblige Witterung, Infekte oder scharfe Gerüche - in der Regeltechnik würde man von Störgrößen sprechen - führen zu einer Bronchialverkrampfung.

Therapie muss Beschwerden angepasst werden

Die Therapie muss daher immer der aktuellen Weite des Bronchialsystems angepasst werden: Werden die Bronchien enger, erkennbar an einer Abnahme der Peak-Flow-Werte und an Atembeschwerden bei größeren Anstrengungen, muss die Therapie intensiviert werden. Ist die Verschlechterung nur geringfügig, reicht eine Dosiserhöhung der bereits eingesetzten Medikamente meistens aus; steht zu befürchten, dass die Verschlechterung über längere Zeit anhält oder sogar noch zunimmt, muss man im Stufenschema eine Stufe nach oben steigen: step up (bzw. - falls bereits die höchste Stufe erreicht ist - die Kortisondosis erhöhen). Besteht über einen längeren Zeitraum selbst bei körperlichen Anstrengungen völlige Beschwerdefreiheit und liegen sämtliche Peak-Flow-Werte in der Nähe des Bestwertes, darf die Therapie nach Absprache mit dem Arzt wieder zurückgefahren werden. Dabei sollte die Therapie-Intensität immer nur in kleinen Schritten unter sorgfältiger Peak-Flow-Überwachung vermindert werden: step down.

Asthma-Therapie:
Kriterien für „Step up"

- Abfall der peak-flow-Werte unter 80% des Bestwertes
- Tagesschwankungen der peak-flow-Werte um mehr als 20%
- zunehmende Belastungsluftnot
- mehr als 2 Luftnot-Episoden pro Woche
  mehr als 2 nächtliche Luftnot-Episoden pro Monat

Abbildung 45: Kriterien für die Therapie-Intensivierung

Asthma-Therapie:
Kriterien für „Step down“

- peak-flow-Werte dauernd über 80% des Bestwertes
- Tagesschwankungen der peak-flow-Werte geringer als 20%
- keine Belastungsluftnot
- weniger als 2 Luftnot-Episoden pro Woche
  weniger als 2 nächtliche Luftnot-Episoden pro Monat

Abbildung 46: Kriterien für eine Therapie-Deeskalation

Der Sollwert, an dem sich die Therapie auszurichten hat, ist der höchste Peak-Flow-Messwert, den der Asthmatiker bei völliger Beschwerdefreiheit erreicht: der Peak-Flow-Bestwert. Alle Peak-Flow-Messwerte werden auf den Bestwert bezogen, den man mit 100% gleichsetzt.

Auf diese Weise lassen sich die Peak-Flow-Werte in drei Bereiche unterteilen. Es entsteht das sogenannte **Ampelschema**, das anzeigt, ob das Asthma unter Kontrolle ist oder nicht:

Peak-flow-Werte:
- 80 bis 100% des Bestwertes
- Tagesschwankungen geringer als 20%

Grüne Zone: FREIE FAHRT!

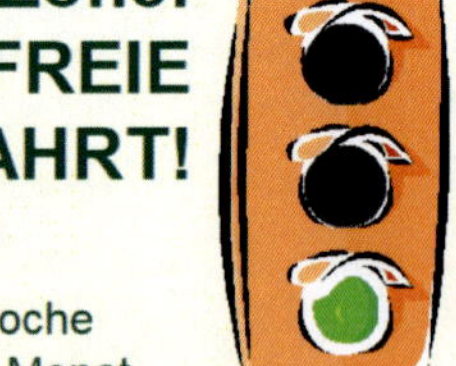

Symptome:
- Keine Luftnot bei Belastung
- geringe Atembeschwerden höchstens 2 x pro Woche
- nächtliche Atembeschwerden höchstens 2 x pro Monat

Bedeutung:
- Das Asthma ist gut behandelt!

Abbildung 47: Asthmakontrolle nach dem Ampelschema

Gelbe Zone: ACHTUNG!

Peak-flow-Werte:

- 50 bis 80% des Bestwertes
- Tagesschwankungen größer als 20%

Symptome:

- Luftnot bei Belastung
- Atembeschwerden häufiger als 2 x pro Woche
- nächtliche Atembeschwerden häufiger als 2 x pro Monat

Bedeutung:

- Vorsicht! Handelt es sich um einen „Ausrutscher“ oder um eine dauernde Verschlechterung? Dann muss sofort die Therapie nach Notfallplan intensiviert werden
- Vereinbaren Sie einen Arzttermin für die nächsten Tage
- Messen Sie Ihre peak-flow-Werte 4 x täglich

Rote Zone: ACHTUNG!

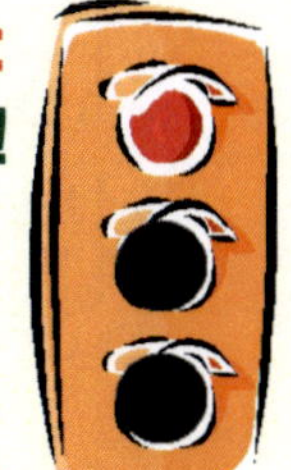

Peak-flow-Werte:

- Kleiner als 50% des Bestwertes
- Tagesschwankungen größer als 20%

Symptome:

- Ständig Luftnot bei geringer Belastung
- Tagsüber und nachts häufig Luftnot
- Wenn sogar das Sprechen schwerfällt, liegt ein Notfall vor!

Bedeutung:

- Gefahr! Sofort nach Plan die Notfallmedikamente einsetzen!
- Notfallspray inhalieren! Falls keine Besserung: nach 5 Minuten erneut inhalieren! Falls weiter keine Besserung: sofort 50 mg Kortison einnehmen
- Steigen die peak-flow-Werte nach 20 Minuten nicht um mindestens 50 L/sec oder geht die Luftnot nicht deutlich zurück: Notarzt rufen!
- Auch wenn sich die Beschwerden bessern: Sofort den Arzt aufsuchen, damit die Therapie intensiert werden kann.

Teil 6:

Medikamente

I Übersicht im Medikamenten-Dschungel

Die Industrie bietet eine fast unüberschaubare Zahl von Medikamenten gegen Asthma an. Übersichtlichkeit tritt ein, wenn man die Präparate nach ihrem Wirkmechanismus einteilt und sie den Wirkgruppen im Stufenschema zuordnet.

einen individuellen Therapieplan aufstellen

Asthma-Medikamente lassen sich nach ihrem Wirkprinzip in zwei Gruppen zu unterteilen: in solche, die die asthmatische Entzündung hemmen und solche, die die Bronchien erweitern.

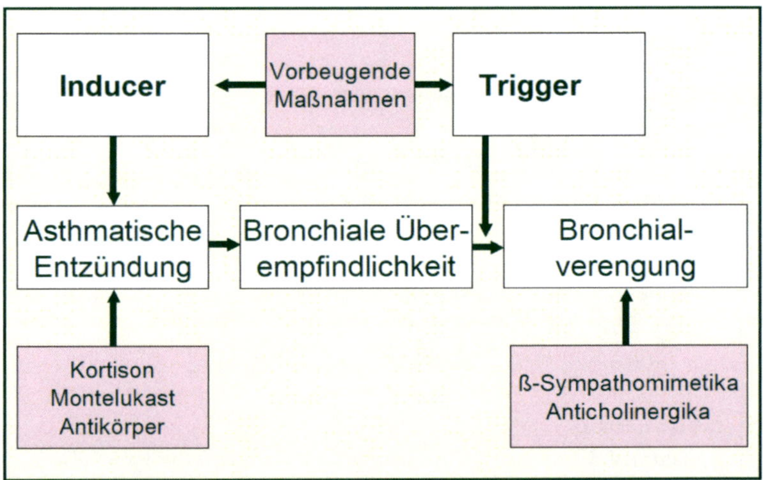

Abbildung 48: Wirkmechanismen und Angriffsorte der Asthma-Medikamente

Kombinations-präparate

Um die Therapie für die Patienten zu vereinfachen, hat die Pharma-Industrie Kombinationspräparate auf den Markt gebracht, die inhalatives Kortison und langwirksames ß-Sympathomimetikum zusammen enthalten. Damit lässt sich die Therapie bis zur Stufe 3 mit einem einzigen Medikament durchführen. Kombinationspräparate sind beispielsweise Atmadisc, Rolenium, Viani (enthalten neben Kortison das langwirksame Salmeterol), DuoResp, Spiromax, Flutiform, Foster, Inuvair,

Symbicort (enthalten neben Kortison das langwirksame Formoterol) und Relvar (enthält neben Kortison das langwirksame Vilanterol).

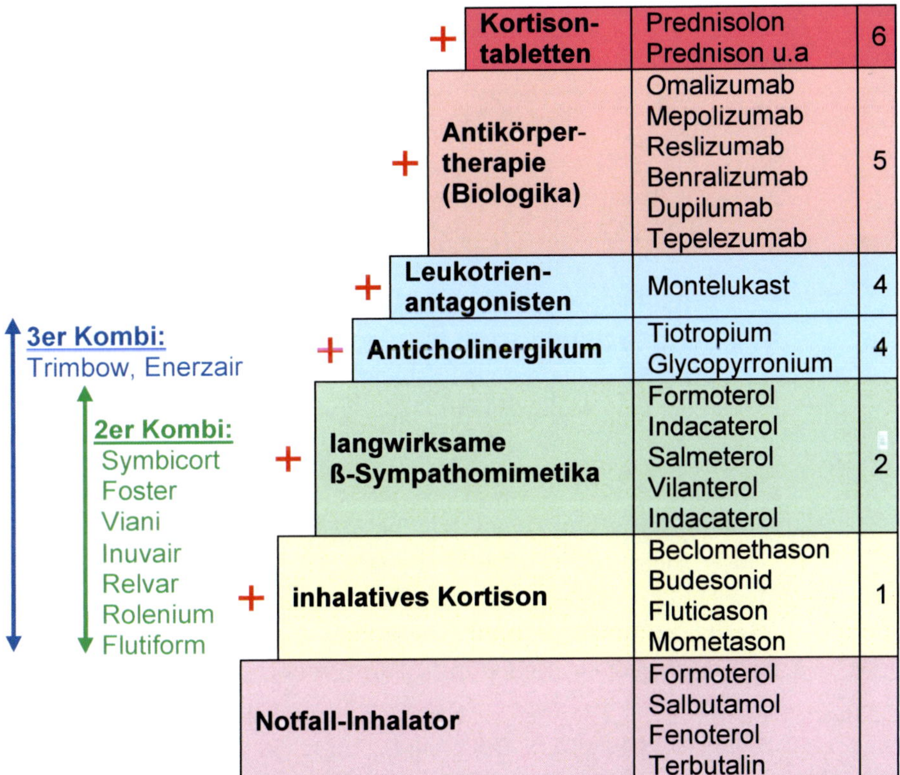

Abbildung 49: Wirkstoffe und Beispiele für Handelsnamen der Asthmamedikamente

II Medikamente gegen die asthmatische Entzündung

Die Entdeckung der Atemwegsentzündung als Ursache der Überempfindlichkeit der Bronchialmuskulatur führte zu einer völligen Neubewertung der Asthma-Therapie: Bis dahin hatte man geglaubt, dass alles darauf ankomme, die Verkrampfung der Bronchialmuskulatur medikamentös zu durchbrechen. Nun erkannte man, dass die alleinige Behandlung mit bronchialerweiternden Medikamenten in eine gefährliche Sackgasse führte:

eine gefährliche Sackgasse

Sie linderten zwar vorübergehend die Atemnot; die eigentliche Ursache der asthmatischen Reaktion, die Entzündung der Bronchialschleimhaut, bestand jedoch unverändert fort. Es ergaben sich sogar Hinweise dafür, dass die Entzündung unter alleiniger Behandlung mit bronchialerweiternden Medikamenten fortschreitet und dann ganz plötzlich eine gravierende Verschlimmerung des Asthmas auftritt, ähnlich wie beim wie beim rostigen Gartenzaun, der einfach überlackiert wird: Auf den ersten Blick ein gutes Ergebnis, aber der Rost frisst sich weiter fort und die Farbe platzt plötzlich auf.

! Heute ist daher die Behandlung der asthmatischen Entzündungsreaktion in das Zentrum der Therapiestrategie gerückt, weil man weiß, dass die Schwere des Asthmas vom Grad der Entzündung abhängt und die Behandlung mit entzündungshemmenden Medikamenten den Langzeitverlauf des Asthmas günstig beeinflusst.

Die Hoffnung, Asthma durch eine antientzündliche Therapie gänzlich ausheilen zu können, hat sich jedoch nicht bestätigt: Selbst der hochdosierte Einsatz entzündungshemmender Medikamente führt nur zu einer deutlichen Minderung der bronchialen Überempfindlichkeit; nach Absetzen der Therapie flackert sie jedoch wieder auf. Asthma ist bis heute nicht heilbar; es war und ist eine chronische Erkrankung, die meistens zeitlebens behandelt werden muss.

1. Kortison-Tabletten: Stufe 6 der Asthma-Therapie

Kortison: Stufe 6 der Asthmatherapie

Kortison - ein Medikament, das wie kein anderes zwiespältige Reaktionen hervorruft: Von vielen Patienten wegen seiner Nebenwirkungen gefürchtet, von den Ärzten wegen seiner hervorragenden Wirkung bei der Behandlung des Asthma bronchiale geschätzt.

Kortisol ist ein Hormon, das in der Nebennierenrinde, der äußeren Schicht der Nebenniere, gebildet wird. Die Nebenniere eines Erwachsenen produziert pro Tag 15 bis 40 mg Kortisol. Kortisolbildung und -abgabe an das Blut laufen nach einem charakteristischen Rhythmus ab:

In den frühen Morgenstunden zwischen 5.00 und 8.00 Uhr ist die Konzentration im Blut am höchsten.

Kortisol regelt zahlreiche, zum Teil noch nicht bis ins letzte erforschte Steuervorgänge im Organismus. Einige der durch Kortisol vermittelten Effekte sind bei schweren Erkrankungen oder Stressreaktionen für das Überleben notwendig; unter Stressbedingungen wird die Kortisol-Produktion bis auf das zehnfache gesteigert.

Die Kortisonpräparate, die heutzutage eingesetzt werden, sind chemische Abwandlungen des Kortisols. Sie sind im Allgemeinen vier- bis fünfmal so stark wirksam wie Kortisol. Die im Folgenden genannten Dosierungen gelten daher für alle Kortisonpräparate, die ebenso stark wirken wie Prednison, das viermal wirksamer ist als Kortisol. Kortison gilt heute als das wirksamste Medikament zur Behandlung der asthmatischen Entzündung.

Handelspräparate sind beispielweise Metypred, Prednisolon, Prednisolut, Metysolon, Urbason, Decortin, Dermosolon, Prednison u.a.

Entdeckungs-geschichte

Die Entdeckungs-Geschichte des Kortisols beginnt in den 30er Jahren des letzten Jahrhunderts mit einem Wettlauf: Nahezu zeitgleich gelingt 1936 Biochemikern der Mayo-Klinik unter Leitung von Edward Calvin Kendall, Forschern der Columbia-Universität New York unter Oskar Wintersteiner und Wissenschaftlern der Eidgenössischen Technischen Hochschule in Zürich unter Tadeus Reichstein die Isolierung und chemische Definition der Hormone der Nebenniere.

Aber erst zwölf Jahre später wird Kortison zum ersten Mal als Medikament eingesetzt: Am 21.9.48 verabreichte Philip Hench an der Mayo-Klinik einer Patientin mit schwerstgradigem Rheuma Kortison. Der Erfolg grenzt an ein Wunder! Bis zum April 1949 war die Zahl der behandelten Rheumatiker auf 14 gestiegen; die Ergebnisse wurden der Weltöffentlichkeit vorgestellt und lösten große Hoffnungen aus.

1950 werden erstmals Patienten mit allergischem Asthma behandelt, auch hier mit durchschlagendem Erfolg. Kendall, Reichstein und Hench werden im selben Jahr für ihre Forschungen über Kortison mit dem Nobelpreis ausgezeichnet.

Wirkung Als Tablette oder Injektion verabreicht, gelangt Kortison auf dem Blutweg zu den Zellen. Um seine Wirkung zu entfalten, muss es erst in das Zellinnere aufgenommen werden und beeinflusst dort die Bildung von Eiweißen, die wichtige, zum Teil sogar lebenswichtige Steuerfunktionen in unserem Körper wahrnehmen.

Da Kortison erst in die Zelle aufgenommen wird und über eine Beeinflussung der Eiweißbildung seine Effekte erzielt, hat es keine Sofort-Wirkung; erste Effekte lassen sich selbst nach Injektion frühestens nach 30 bis 60 Minuten nachweisen; die maximale Wirkung ist 6 bis 12 Stunden später zu erwarten.

Kortison gilt als **wirksamstes Medikament** in der Asthma-Behandlung, weil es nahezu alle dem Asthma zugrunde liegenden Komponenten der Entzündungsreaktion unterdrückt. Die Folge: Die bronchiale Überempfindlichkeit, die Schleimhautschwellung und die Schleimproduktion nehmen ab, während die Empfindlichkeit der Bronchialschleimhaut für die bronchialerweiternden ß-Sympathomimetika zunimmt.

Nebenwirkungen Im Jahr 1950, in dem die Kortisonforschung mit der Verleihung des Nobelpreises ihren größten Triumph feierte, gab es jedoch bereits eine erste Welle der Ablehnung, weil mehr und mehr schwerwiegende **Nebenwirkungen** bekannt wurden.

Osteoporose Zu den gravierendsten gehört die Osteoporose, als Kortison-Nebenwirkung seit 1952 bekannt: Der Kalksalzgehalt von Knochen und Wirbelsäule nimmt ab, häufig begleitet von Rückenschmerzen. Schließlich kann es zu Knochen- und Wirbelkörperbrüchen kommen. Nach Absetzen des Kortisons kommt die Osteoporose zwar zum Stillstand; sie bildet sich aber nicht mehr zurück und gehört zu den schlimmsten Kortisonschäden.

Im Gegensatz zur Osteoporose bilden sich die meisten anderen Nebenwirkungen nach Absetzen des Kortisons wieder zurück oder können gut behandelt werden.

Wassereinlagerung ins Gewebe So führt eine hochdosierte Behandlung mit Kortison nach relativ kurzer Zeit zu einer Wassereinlagerung ins Gewebe: Das Gesicht kann etwas anschwellen. Die Schwellung bildet sich aber nach Absetzen des Kortisons wieder vollständig zurück.

Der Abbau von Eiweißdepots im Körper führt zu einer Abnahme der Muskelmasse. Fettdepots werden umverteilt: Vor allem im Gesicht und am Nacken nimmt das Fettgewebe zu.

»Kortisonhaut«

Hochdosierte Kortison-Dauertherapie ist verantwortlich für die sogenannte „Kortisonhaut". Die Haut wird papierdünn; da die Blutgefäße gleichzeitig brüchiger werden, treten nach geringsten Verletzungen blaue Flecke auf.

Erhöhung der Blutzuckerwerte

Bei Neigung zu Diabetes mellitus (Zuckerkrankheit) kann Kortison zu einer Erhöhung der Blutzuckerwerte führen, die dann medikamentös gesenkt werden müssen. Hat der Patient bereits einen Diabetes, führt Kortisongabe häufig dazu, dass die Behandlung intensiviert werden muss.

Kortison kann zu einer erhöhten Anfälligkeit gegen Infekte und zu einer gestörten Wundheilung führen. Es begünstigt Magenschleimhautentzündungen, die Bildung von Magengeschwüren, Thrombosen, grünen und grauen Star.

Die Liste der Nebenwirkungen, die sich noch durch zahlreiche seltene Komplikationen erweitern ließe, führt bei vielen Patienten zu einer völligen Ablehnung einer Kortison-Therapie. Was nicht in den Beipackzetteln der pharmazeutischen Industrie steht: **Nebenwirkungen treten nur dann auf, wenn drei Voraussetzungen gleichzeitig erfüllt sind:**

1. Kortison wird in hoher Dosierung eingesetzt; anders ausgedrückt: Wird die **Dosis unter 10 mg** gehalten, ist in der Regel nicht mit unerwünschten Nebenwirkungen zu rechnen.
2. Kortison wird über mehrere Monate verordnet; anders ausgedrückt: **Wird die Therapiedauer auf längstens vier Wochen begrenzt, ist in der Regel nicht mit gravierenden unerwünschten Nebenwirkungen zu rechnen.** Aus diesem Grund verursacht ein kurzzeitiger, hochdosierter Einsatz von Kortison beim akuten Asthma-Anfall keine Kortisonschäden.
3. Kortison muss als Tablette, Spritze oder Zäpfchen **über den Blutweg** seine Zielorgane erreichen; anders ausgedrückt: Wird Kortison inhalativ eingesetzt, ist bei üblicher Dosierung nicht mit unerwünschten Nebenwirkungen zu rechnen.

Daraus ergeben sich folgende **Regeln für den Einsatz** von Kortison zur Behandlung des Asthma bronchiale:

1. Für die Dauertherapie mit Tabletten gilt: Sowenig Kortison wie möglich, soviel wie nötig!

Regeln für den Einsatz

2. Vor dem Einsatz von Kortisontabletten sollten alle anderen Behandlungsstufen des Stufenschemas ausgeschöpft sein. Das Nebenwirkungsrisiko lässt sich weiter verringern, wenn man den Tagesverlauf der natürlichen Kortisonproduktion nachahmt und die Tabletten morgens vor 8.00 Uhr einnimmt.

3. Bei einer plötzlichen Verschlimmerung des Asthmas sollte Kortison im Rahmen einer **„Stoßtherapie"** eingesetzt werden: Man beginnt mit einer hohen Dosis, beispielsweise mit 50 mg, und vermindert sie alle zwei Tage um 10 mg. Nach 10 Tagen ist die Therapie beendet oder zumindest - falls erforderlich eine kleine Kortisondosis für die Dauertherapie erreicht. Diese Therapieform führt ohne Nebenwirkungen schnell zu einer Besserung der Beschwerden.

4. Kortisol ist für den Körper in Krankheit und Stresssituationen lebensnotwendig. Wenn der Organismus kein eigenes Kortisol produzieren kann, weil beide Nebennieren zerstört sind (z.B. durch Tumor-Metastasen), stirbt der Patient, sofern dem Körper nicht Kortison von außen zugeführt wird. Bei einer Dauerbehandlung mit Kortisonpräparaten stellt die Nebennierenrinde nach mehreren Wochen die Eigenproduktion ein, weil genügend Kortison zur Verfügung steht. Wird jetzt die Kortisontherapie abrupt beendet, kann es zu bedrohlichen Zuständen kommen, weil das lebensnotwendige Kortison nun vollständig entzogen ist. Eine Behandlung mit Kortisontabletten oder -injektionen darf daher, wenn sie über mehrere Wochen durchgeführt worden ist, nicht plötzlich beendet werden. Die Dosis muss von Tag zu Tag vermindert werden (im Fachjargon spricht man von „ausschleichen"), damit die Nebennierenrinde die Eigenproduktion wieder aufnehmen kann. Durch Blutuntersuchungen kann der Arzt genau feststellen, ob der Körper wieder genug eigenes Kortison bildet.

Behandlung darf nicht plötzlich beendet werden

Fazit: Kortison

I Kortison ist das wirksamste Medikament zur Behandlung der asthmatischen Entzündung

II Die Kortisonwirkung tritt langsam ein

III Nebenwirkungen können auftreten, wenn Kortison
1. als Tablette, Injektion oder Zäpfchen verabreicht wird
2. in hohen Dosierungen eingesetzt wird (im Allgemeinen mehr als 10 mg pro Tag)
3. über lange Zeiträume eingenommen wird (im Allgemeinen länger als 4 Wochen)

Nur wenn alle drei Bedingungen gleichzeitig erfüllt sind, ist mit Nebenwirkungen zu rechnen!

IV Nebenwirkungen sind in der Regel nicht zu erwarten bei
1. Einsatz von Kortison-Dosieraerosolen
2. einer hochdosierten Stoßtherapie
3. einer Dauertherapie mit Dosierungen unter 10 mg

V Kortison darf nur mit Wissen des Arztes in kleinen Schritten abgesetzt werden

2. Kortison zum Inhalieren: Fundament der Asthma-Therapie

Kortison-Inhalatoren: Basis der Asthma-Therapie

Die ausgezeichnete Wirksamkeit von Kortison bei der Behandlung des Asthma bronchiale veranlasste die pharmazeutische Industrie frühzeitig, Kortisonpräparate zu entwickeln, die alle Vorzüge des Kortisons in sich vereinten, aber frei von ernsten Nebenwirkungen waren. Ergebnis dieser Forschungen waren inhalative Kortisonpräparate. 1969 wurde erstmals über die Wirkungen von inhalativ verabreichtem Kortison bei Asthma berichtet. 1972 kam das erste Kortison-Dosieraerosol auf den Markt.

Inzwischen werden eine Vielzahl von Präparaten angeboten, beispielsweise unter den Handelsnamen Beclomet, Cyclocaps,

Sanasthmax, Ventolair, Budenobronch, Budenosid, Budiair, Miflonide, Novopulmom, Pulmicort, Alvesco, Asthmanex und Flutide.

Kortison-Dosieraerosole sind heute die Medikamente der 1. Wahl in der Asthma-Therapie und stehen demzufolge gleich nach den Notfallmedikamenten auf Stufe 1 des Stufen-Schemas. Nach fast 50-jährigem Einsatz ist sich die Fachwelt darüber einig, dass sie zu den bestwirksamen und ungefährlichsten Asthma-Medikamenten gehören.

Wirkung

Wie Kortisontabletten dämmen sie die asthmatische Entzündung ein. Ihre Wirkung tritt erst nach 1 bis 2 Wochen regelmäßiger Anwendung ein. Der Kortison-Inhalator ist daher kein Notfallmedikament! Wird das Präparat abgesetzt, klingt die Wirkung langsam ab.

Kortison-Inhalatoren haben in normaler Dosierung einen therapeutischen Effekt, wie man ihn durch Tabletten mit 5 bis 10 mg Kortison erzielt. Ihr entscheidender Vorteil: Solange man nicht über das Doppelte der im Beipackzettel genannten Höchstdosis hinaus dosiert, haben sie keine Kortison-Nebenwirkungen, weil sie ihre Wirkung nur an der Bronchialschleimhaut entfalten. Voraussetzung für eine optimale Wirkung des inhalierten Kortisons ist die gleichmäßige Verteilung des Wirkstoffs im Bronchialsystem. Bei Dosieraerosolen wird dies üblicherweise durch Vorschaltung eines Spacers vor das Dosieraerosol erreicht. Bei Pulver-Inhalatoren ist dies nicht notwendig. Einige moderne Dosieraerosole setzen den Medikamentennebel langsamer frei; bei diesen Sprays ist ein Spacer nicht unbedingt erforderlich. Der Beipackzettel oder der behandelnde Arzt können Auskunft darüber geben.

Nebenwirkungen

Zwei harmlose Nebenwirkungen der Kortison-Dosieraerosole müssen allerdings erwähnt werden:

1. Bei 5 bis 10% der Patienten kann Heiserkeit auftreten, die aber abklingt, sobald das Medikament abgesetzt wird.
2. Schlägt sich das Kortison in der Mundhöhle und im Rachen nieder und bleibt dort liegen, nehmen die Abwehrkräfte der dortigen Schleimhaut ab. Dadurch wird die Entstehung eines an sich harmlosen aber unangenehmen Pilzbefalls im Mund,

eines Mundsoors, begünstigt. Zwischen 4 und 13% der mit inhalativem Kortison behandelten Asthmatiker entwickeln einen Mundsoor, wenn sie nach der Inhalation nicht den Rachen ausspülen. Mundsoor kann nämlich dadurch sicher verhindert werden. Wer sich zur Gewohnheit macht, morgens und abends vor dem Zähneputzen zu inhalieren, wird das Mundspülen nicht vergessen!

Auch der Spacer, der bei den meisten Kortison-Dosieraerosolen notwendig ist, um einen gleichmäßigen Beschlag des Bronchialsystems sicherzustellen, beugt Mundsoor vor. In ihm bleiben nämlich die großen Kortison-Tröpfchen hängen, die sich sonst an der Rachenhinterwand niederschlagen würden.

Kommt es trotz aller Vorsichtsmaßnahmen zu einem Soorbefall der Mundhöhle, muss das Kortison-Dosieraerosol vorübergehend abgesetzt werden. Regelmäßige Spülung der Mundhöhle mit einem Pilzmittel lässt den Pilzbefall nach wenigen Tagen abklingen.

FAZIT KORTISON-INHALATOREN

1. Kortison-Inhalatoren wirken in normaler Dosierung wie 5 bis 10 mg Kortison, haben aber keine ernsten Nebenwirkungen; sie sind daher Medikamente der 1. Wahl.
2. Die Wirkung tritt nach 1 bis 2 Wochen regelmäßiger Anwendung ein; sie sind daher kein Notfallmedikament!
3. Kortison-Dosieraerosole müssen immer mit Spacer benutzt werden, sofern es sich nicht um ein Dosieraerosol handelt, das den Medikamentennebel beim Sprühen sehr langsam abgibt! Nach Inhalation immer den Mund ausspülen!
4. Mögliche Nebenwirkungen: Heiserkeit und Mundsoor.

Das Dosieraerosol

Medikamente, die direkt auf der Bronchialschleimhaut wirken sollen, müssen inhaliert werden. Dazu muss die Wirksubstanz mit Hilfe eines stromgetriebenen Inhalationsgerätes oder eines Dosieraerosols in kleine Tröpfchen vernebelt werden oder sie wird als fein zerstäubtes Pulver inhaliert. Beim Asthma bronchiale haben sich zur Inhalationsbehandlung Dosieraerosole und Pulverinhalatoren durchgesetzt.

Medikamentennebel aus der Düse

Beim Auslösen des Dosieraerosols drücken die Treibgase den Medikamentennebel mit einer Geschwindigkeit von 100 km/h in Sekundenbruchteilen aus der Düse des Dosieraerosols. Damit der Wirkstoff wirklich in die Bronchien gelangt, müssen Sprühstoß und Einatmung optimal koordiniert sein.

Dass die Bedienung eines Dosieraerosols nicht ganz einfach ist, zeigen etliche Untersuchungen; um nur ein Beispiel herauszugreifen: Von 143 Studien-Patienten, die ein Dosieraerosol benutzten, waren - mit einer Ausnahme - alle überzeugt, ihr Dosieraerosol richtig zu handhaben. Bei genauerem Nachfragen stellte sich jedoch heraus, dass jeder Dritte die Reihenfolge der einzelnen Bedienungs-Schritte durcheinander brachte. Und beim Vorführen zeigte sich sogar, dass fast alle Patienten Probleme mit der Koordination hatten: 85 % atmeten vor der Inhalation nicht ausreichend aus, und 56 % hatten Schwierigkeiten, gleichzeitig mit der Auslösung des Sprühstoßes tief einzuatmen.

Richtig benutzt wird das Dosieraerosol folgendermaßen:

1. Schutzkappe abnehmen
2. Dosieraerosol kräftig schütteln
3. tief ausatmen
4. Mundstück mit den Lippen umschließen
5. Auslösen des Dosieraerosol-Stoßes mit Beginn der Einatmung
6. tief einatmen
7. Atem für 5-10 Sekunden anhalten

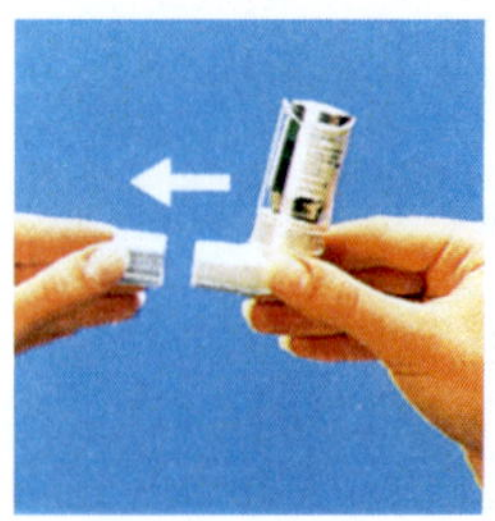
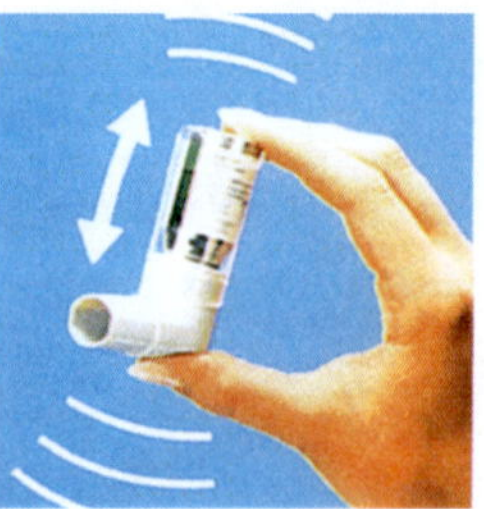
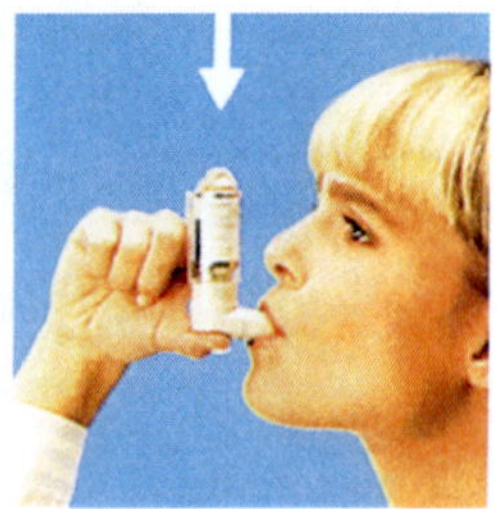

Abbildung 50: Richtige Inhalationstechnik

Spacer

Schwierigkeiten bei der Koordination zwischen Sprühstoß-Auslösung und Einatmung lassen sich dadurch beheben, dass der Sprühstoß in eine Röhre aus Kunststoff, einen sogenannten Spacer, abgegeben wird. Im Spacer schwebt das Medikamenten-Aerosol für 3 bis 5 Sekunden, so dass es der Patient ohne Koordinationsprobleme inhalieren kann. Älteren Menschen und Kindern ist ein Spacer eine große Hilfe.

Älteren Menschen und Kindern ist ein Spacer eine große Hilfe

Für die meisten Kortison-Dosieraerosole ist er sogar ein absolutes Muss! Die Aerosoltröpfchen eines Dosieraerosols werden nämlich überwiegend an die Rachenhinterwand geschleudert; ohne Spacer erreichen nur 10% die Bronchien. ß-Sympathomimetika werden auch über die Rachenschleimhaut ins Blut aufgenommen und entfalten über diesen Umweg in ausreichendem Maß ihre bronchialerweiternde Wirkung, selbst wenn die Verteilung im Bronchialsystem nicht optimal ist. Für eine Therapie mit inhalativem Kortison ist jedoch ein besonders gleichmäßiger Beschlag der Bronchialschleimhaut mit dem Wirkstoff notwendig. Mit Spacer erreichen immerhin 25 bis 30% des Wirkstoffs das Bronchialsystem. Einige neuere Kortison-Dosieraerosole setzen den Sprühnebel so langsam frei, dass ein Spacer nach Angaben der Hersteller nicht mehr unbedingt erforderlich ist.

Weil sich bei Benutzung eines Spacers weniger Wirkstoff im Rachen niederschlägt, treten Mundsoor und Heiserkeit bei Kortison-Dosieraerosolen seltener auf. Außerdem vermindert der Spacer den Hustenreiz, den der Sprühstoß hervorrufen kann.

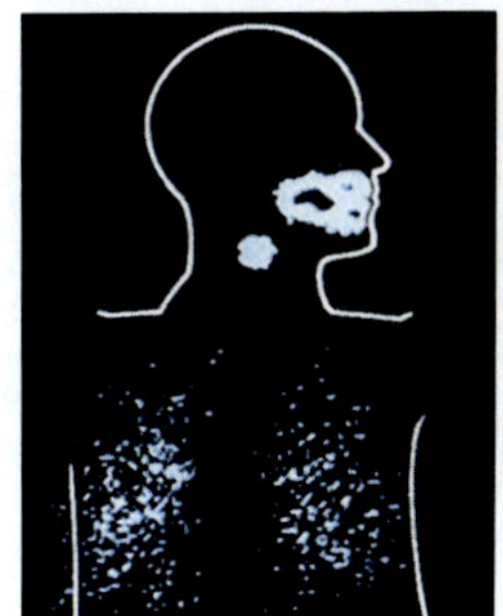

schlechte Inhalationstechnik

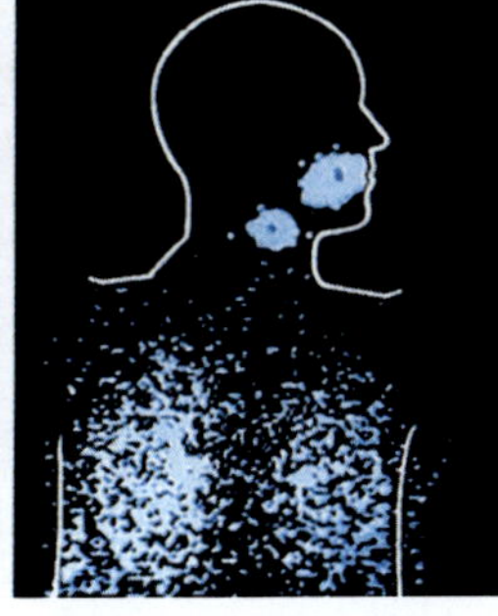

optimale Inhalationstechnik

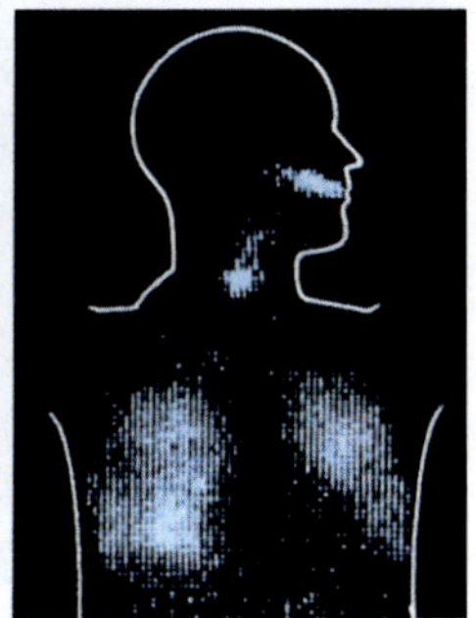

mit Spacer

Abbildung 51: Verteilung des inhalierten Wirkstoffs in Lunge und Mundhöhle

Pulverinhalatoren

Eine gute Alternative zu den Dosieraerosolen sind Pulverinhalatoren, die inzwischen von zahlreichen Firmen angeboten werden.

einige entscheidende Vorteile

Pulverinhalatoren bieten einige entscheidende Vorteile gegenüber den Dosieraerosolen: So ist die Wirkstoffmenge, die tatsächlich die Bronchien erreicht, größer. Ein Spacer wird nicht benötigt. Eine Koordination zwischen Sprühstoß und Einatmung ist nicht mehr nötig, was die Handhabung vereinfacht:

1. Gerät laden
2. ohne Gerät tief ausatmen (nicht ins Gerät blasen!)
3. Mundstück mit den Lippen umschließen
4. tief einatmen
5. Atem für 5-10 Sekunden anhalten

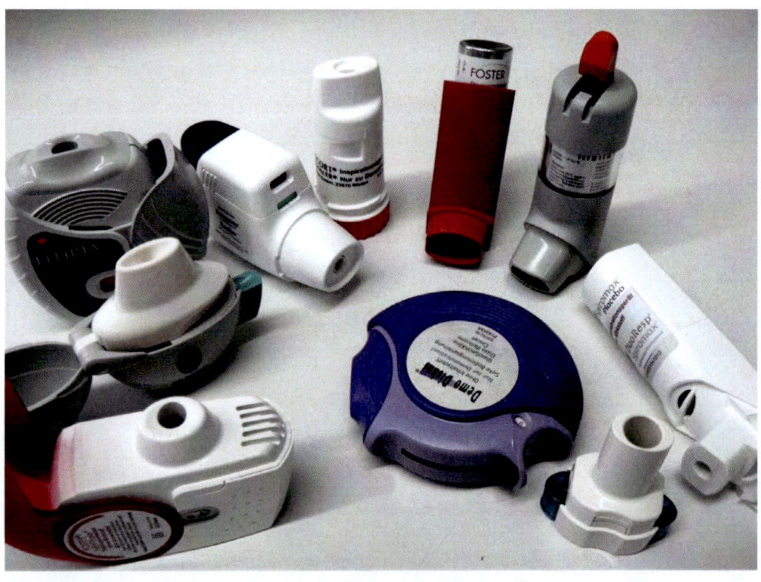

Abbildung 52: verschiedene Pulverinhalatoren und Dosieraerosole

3. Leukotrien-Antagonisten: Stufe 4 der Asthma-Therapie als Ergänzung der Kortison-Dosieraerosole

Leukotrien-Antagonisten

Leukotriene gehören zu den Botenstoffen, die die asthmatische Entzündung in Gang setzen. Leukotrien-Antagonisten sind Medikamente, die die Leukotrienwirkung blockieren und dadurch die asthmatische Entzündung hemmen. Ihre Wirkung ist bei weitem nicht so ausgeprägt wie die von Kortison, weil sie nur gegen einen einzigen Mechanismus der asthmatischen Entzündung gerichtet sind. Das erste Präparat dieser Substanzklasse mit dem Wirkstoff Montelukast wurde in Deutschland 1998 zugelassen.

Montelukast wird bei leichtem und mittelschweren Asthma als Ergänzung zu inhalativem Kortison verordnet, wenn trotz Dosissteigerung das Asthma durch das Kortisonpräparat allein nicht ausreichend in den Griff zu bekommen ist. Beim Belastungsasthma darf Montelukast auch ohne inhalatives Kortison als vorbeugende Dauertherapie verordnet werden, aber nur, wenn der Patient ein ß-Sympathomimetikum nicht verträgt.

Montelukast hat keine Sofortwirkung und ist daher nicht zur Behandlung eines Asthmaanfalls geeignet. Die Wirkung entfaltet sich langsam innerhalb von 3 bis 4 Stunden und erreicht ihr Optimum erst nach 3 bis 4 Tagen regelmäßiger Einnahme. Montelukast wird abends als Tablette eingenommen und ist nahezu nebenwirkungsfrei. Es darf auch bei Kindern eingesetzt werden.

Montelukast lindert auch den allergischen Schnupfen und die allergische Bindehautentzündung.

III Medikamente, die die Bronchien erweitern

1. ß-Sympathomimetika: Notfallmedikament und *Stufe* 2 *der Asthma-Therapie*

Adrenalin, das wie Kortison in der Nebenniere gebildet wird, ist eine der wirkungsvollsten bronchialerweiternden Substanzen.

Adrenalin ist unser „Power-Hormon“: Es versetzt den Organismus in die Lage, Höchstleistungen zu vollbringen. Die Wirkungen des Adrenalin kennen wir aus Situationen, in denen wir unter Anspannung stehen: Das Herz schlägt schneller, vor Nervosität können die Hände zittern, und ohne dass wir es bemerken, werden die Atemwege erweitert. Der Körper wird in „Fluchtbereitschaft“ versetzt.

Die bronchialerweiternde Wirkung des Adrenalins wurde früh erkannt und die Substanz zur Asthma-Behandlung ein-gesetzt. Aufgrund der Nebenwirkungen auf das Herz/Kreis-laufsystem entwickelte die pharmazeutische Industrie Varianten des Adrenalins, bei denen die gute Wirksamkeit auf die Bronchialmuskulatur erhalten ist, die Nebenwirkungen auf das Herz jedoch deutlich geringer ausgeprägt sind.

Der erste Wirkstoff dieser Art war Salbutamol, das 1969 als Sultanol in den Handel kam. In der Folge wurde eine Vielzahl von modifizierten Wirkstoffen entwickelt, die sich in Wirkstärke und Nebenwirkungsprofil aber gleichen. Allen gemein ist ein sofortiger Wirkungseintritt und eine Wirkdauer von etwa 4 Stunden, so dass diese Substanzen der 1. Generation als kurzwirksame ß-Sympathomimetika bezeichnet werden. Zu ihnen zählen Inhalationspräparate mit den Wirkstoffen Salbutamol, Fenoterol und Terbutalin. Wegen des Wirkungseintritts nach wenigen Minuten sind die kurzwirksamen Beta-Sympathomimetika heute die Notfallmedikamente des Asthmatikers.

Um die Therapie zu vereinfachen und ungestörten Schlaf zu gewährleisten, entwickelte die pharmazeutische Industrie seit Mitte der 80er Jahre langwirksame ß-Sympathomimetika. Die beiden ersten Wirkstoffe waren Salmeterol und Formoterol, die etwa zwölf Stunden lang wirken, so dass mit einer morgentlichen und einer abendlichen Inhalation der ganze Tag abgedeckt ist. Einige Jahre später wurde Vilanterol entwickelt, das nur einmal am Tag inhaliert werden muss und nur als Kombinationspräparat mit inhalativem Kortison auf dem Markt ist (Handelsname Relvar bzw. Revinty). Die Wirkung von Salmeterol tritt nach 30 bis 60 Minuten, von Vilanterol nach ca. 15 Minuten ein, zu spät, als dass diese Substanzen als Notfallmedikament geeignet wären. Formoterol wirkt hingegen ähnlich schnell wie kurzwirksame ß-Sympathomimetika, so dass Medikamente, die Formoterol enthalten, als Notfallmedikament geeignet sind, weil sie beim Asthmaanfall rasch die Luftnot lindern. Bei COPD werden außerdem die Substanzen Indacaterol und Olodaterol eingesetzt, die jedoch bislang nur für die Behandlung der COPD zugelassen sind.

ß-Sympathomimetika lösen die Verkrampfung der Bronchialmuskulatur und führen zu einer Steigerung der Schlagfrequenz der

Flimmerhärchen der Bronchialschleimhaut, so dass Schleim besser abtransportiert wird.

Die Nebenwirkungen der ß-Sympathomimetika sind uns vom Adrenalin bekannt:

Am häufigsten tritt ein Zittern der Finger auf. Diese Nebenwirkung ist zwar unangenehm, aber harmlos, weil sie nach Absetzen des Medikamentes verschwindet, ohne den Körper geschädigt zu haben. Wenn ß-Sympathomimetika neu verordnet worden sind, sollte man ein leichtes Händezittern für mehrere Tage in Kauf nehmen, weil es sich meistens binnen einer Woche rückbildet. Ist es nach dieser Zeit noch vorhanden, sollte auf ein Präparat umgestellt werden, das weniger Wirkstoff pro Inhalation abgibt: Das Händezittern tritt nämlich dosisabhängig auf.

Darüberhinaus können ß-Sympathomimetika Herzklopfen, Nervosität und Schlafstörungen verursachen. Auch diese Nebenwirkungen sind dosisabhängig. Sie verschwinden im Allgemeinen, wenn auf ein Präparat umstellt wird, das weniger Wirkstoff pro Inhalationabgibt.

Was ganz wichtig ist: ß-Sympathomimetika haben keinen Einfluss auf die asthmatische Entzündung! Abgesehen von milden Asthmaverläufen, bei denen der Peak-Flow ohne Medikamenteneinnahme bis auf sporadische Ausnahmen im grünen Bereich des Ampelschemas liegt und höchstens zweimal pro Woche leichtgradige asthmatische Beschwerden auftreten, ist daher eine alleinige Behandlung mit ß-Sympathomimetika gefährlich: Die ß-Sympathomimetika würden für Beschwerdefreiheit sorgen, weil die regelmäßige Inhalation die Bronchien weit hält. Die asthmatische Entzündung würde sich jedoch - weil ß-Sympathomimetika sie nicht bessern - unbemerkt aufschaukeln und schließlich in bedrohlichen Asthmaanfällen entladen, die dann nicht mehr mit dem Dosieraerosol zu beherrschen sind.

ß-Sympathomimetika gehören daher aus gutem Grund in der Dauertherapie erst zur Stufe 2 des Stufenschemas! Mit Ausnahme des ganz leichten Asthma mit sporadischen Beschwerden darf Stufe 1 nicht übersprungen werden: ß-Sympathomimetika müssen immer mit einem inhalativen Kortisonpräparat kombiniert werden. Und auch beim ganz leichten Asthma sieht man heute die alleinige bedarfsweise Therapie mit einem „Notfallspray" kritisch: Studien der letzten Jahre haben gezeigt, dass die Behandlung viel sicherer ist, wenn auch diese Patienten bedarfsweise mit einem Kombinationspräparat aus Kortison und Formoterol inhalieren. Die Kortisonkomponente führt insgesamt zu einer besseren Asthmakontrolle, auch wenn nur sporadisch inhaliert wird.

ß-Sympathomimetika erfüllen in der Behandlungsstrategie des Asthmas gleich drei Zwecke:

1. Eingebunden in das Stufenschema sorgen sie als **Dauertherapie** für weite, freie Bronchien. Für die Dauertherapie werden langwirksame ß-Sympathikomimetika eingesetzt, weil sie die Therapie für den Patienten vereinfachen und mit ihrer Wirkdauer die ganze Nacht abdecken. Kurzwirksame ß-Sympathomimetika können das nicht.
2. Kurzwirksame ß-Sympathomimetika und das langwirksame Formoterol sind die **Notfallmedikamente** des Asthmatikers. Aufgrund ihrer Sofortwirkung werden sie zur Behandlung des Asthmaanfalls eingesetzt. Jeder Asthmatiker muss ständig seinen Inhalator mit dem ß-Sympathomimetikum als Notfallmedikament bei sich tragen. Allerdings darf der Inhalator auch im Notfall nicht unkritisch eingesetzt werden: Bei plötzlicher Atemnot wird das kurzwirksame Notfallspray (nach Möglichkeit nach Messung des Peak-Flows!) zweimal benutzt (bei Formoterol inhaliert man einmal 12 µg bzw. zweimal 6 µg). Tritt nach 5 Minuten keine Linderung ein, wird nochmals in gleicher Weise inhaliert. Ist auch danach keine Besserung eingetreten, wird nach den Anweisungen des Notfallplans verfahren (der Patient muss sofort 50 mg Kortison einnehmen und den Arzt aufsuchen bzw. den Notarzt rufen).
   Kurzwirksame ß-Sympathomimetika können 4 bis 6mal am Tag inhaliert werden, ohne dass gefährliche Nebenwirkungen befürchtet werden müssen. Manche Asthmatiker versuchen jedoch, Verschlimmerungen des Asthmas durch häufigeres Inhalieren unter Kontrolle zu behalten. Das ist falsch und kann sogar gefährlich werden! Sind mehr als zehn Inhalationen pro Tag notwendig, um die Beschwerden zu beherrschen, muss unbedingt die Gesamttherapie intensiviert werden.

3. Schließlich werden ß-Sympathomimetika beim Anstrengungsasthma vor einer Belastung vorbeugend eingesetzt, um Atembeschwerden zu vermeiden.

VERHALTEN IM ASTHMAANFALL

Notfallspray immer dabei haben!

1. Ruhe bewahren! Wenn möglich Peak-Flow-Messung!
2. Atemerleichternde Körperstellung einnehmen! Atmen mit Lippenbremse
3. Notfallspray 2 x inhalieren (bei Formoterol 1 x 12 µg)!
4. Falls nach 5 Minuten keine Besserung: Inhalation wiederholen!
5. Falls nach weiteren 5 Minuten keine Besserung: sofort 50 mg Kortison einnehmen! Weitere Dosieraerosol-Hübe haben jetzt keinen Sinn.
6. Falls nach 20 Min. keine Besserung: Notarzt rufen (Tel. 112)! falls Besserung: Trotzdem sofort den Arzt aufsuchen, damit die Therapie intensiviert werden kann. Besserung bedeutet: Spürbare Rückbildung der Luftnot und Anstieg des Peak-Flow um mehr als 50 L/sec.

Reminders: Was tun, um die Medikamenteneinnahme nicht zu vergessen?

Reminders sind Erinnerungshilfen. Hier einige Beispiele:

Um das morgendliche und abendliche Inhalieren nicht zu vergessen, kann man seinen Inhalator im Zahnputzbecher aufbewahren. Wer Kortison jeweils vor dem Zähneputzen inhaliert, vergisst nicht, den Mund auszuspülen. Wer sein Peak-Flow-Meter neben dem Zahnputzbecher deponiert, wird die Messung nicht vergessen.

Asthmatiker, die bei Anstrengung Luftnot entwickeln, tun gut daran, einen Notfallinhalator im Turnschuh aufzubewahren. So wird die Inhalation vor dem Sport nicht vergessen.

Den Notfallinhalator sollte man immer am gleichen Ort bei sich tragen, z.B. in der rechten Hosentasche.

Die Liste lässt sich beliebig erweitern. Der Phantasie sind keine Grenzen gesetzt. Reminder sollen dazu helfen, dass die konsequente Therapie zu einem Bestandteil des täglichen Lebens wird.

Viele Asthmatiker benötigen dauerhaft ein inhalatives Kortisonpräparat und inhalative ß-Sympathomimetika, um ihr Asthma unter Kontrolle zu behalten. Für diese Patienten sind Kombinationspräparate eine Therapie-Vereinfachung.

Es gibt inzwischen zahlreiche Kombinationspräparate wie Atmadisc, Rolenium, Viani (enthalten neben dem Kortison das langwirksame Salmeterol), DuoResp, Spiromax, Flutiform, Foster, Inuvair, Symbicort (enthalten neben dem Kortison das langwirksame Formoterol) und Relvar (enthält neben dem Kortison das langwirksame Vilanterol).

Da Salmeterol bzw. Relvar ihre bronchialerweiternde Wirkung erst nach 30-60 bzw. 15 Minuten entfalten, können Atmadisc, Rolenium, Viani und Relvar nicht bei plötzlicher Luftnot eingesetzt werden. Patienten, die mit diesen Medikamenten behandelt werden, benötigen daher auf jeden Fall noch ein Notfallmedikament, entweder ein kurzwirksames ß-Sympathomimetikum oder ein Kombinationspräparat aus Formoterol und Kortison.

Fazit: ß-Sympathomimetika

1. ß-Sympathomimetika erweitern die Bronchien; sie haben keinen Einfluss auf die asthmatische Entzündung
2. Von wenigen Ausnahmen abgesehen müssen sie immer mit einer entzündungshemmenden Basistherapie kombiniert werden
3. Es gibt kurzwirksame ß-Sympathomimetika, deren Wirkung ca. 4 Stunden anhält, und langwirksame, die ca. 12 Stunden wirken. Die kurzwirksamen ß-Sympathomimetika werden heutzutage nur noch als Notfallmedikamente verordnet. Die langwirksamen ß-Sympathomimetika werden in der Dauertherapie eingesetzt. Medikamente, die das langwirksame Formoterol enthalten, entfalten ihre bronchialerweiternde Wirkung ebenso wie die kurzwirksamen ß-Sympathomimetika innerhalb weniger Minuten. Nach den neuesten Empfehlungen gelten Kombipräparate aus Formoterol und Kortison als die Notfallmedikamente 1. Wahl.

4. Nebenwirkungen: Händezittern, Herzklopfen, Nervosität und Schlafstörungen; die Nebenwirkungen sind bei üblicher Dosierung der ß-Sympathomimetika zwar unangenehm aber harmlos. Sie sind dosisabhängig und können durch Umstellung auf Inhalatoren, die weniger Wirkstoff pro Hub abgeben, beseitigt werden.

Eine clevere Idee: Das (S)MART-Konzept

Ziel der Asthma-Therapie ist eine völlige Symptomkontrolle: Der Patient soll weder Atembeschwerden bei Belastung noch Asthmaanfälle haben. Die Lungenfunktion soll so aussehen wie beim Gesunden, und die asthmatische Entzündung soll auf ein Minimum heruntergeregelt sein.

Um das zu erreichen, muss die Therapie angepasst und bei zunehmenden Beschwerden intensiviert werden. Ist das Asthma längere Zeit stabil, gilt es, die Behandlung wieder zu lockern, um nicht mit Kanonen auf Spatzen zu schießen. Damit das reibungslos funktioniert, ist das Behandlungs-Stufenschema entwickelt worden. Das Stufenschema sieht vor, dass bis zur Stufe 3 die Dosis des inhalativen Kortisons kontinuierlich gesteigert wird und parallel dazu die Therapie vom bedarfsweisen Einsatz von ß-Sympathomimetika auf eine Dauertherapie eskaliert wird.

Um es dem Patienten einfacher machen, ist für das Kombinationspräparat Symbicort 160/4,5, das neben dem lang- und sofortwirksamen ß-Sympathomimetikum Formoterol ein inhalatives Kortison enthält, das SMART-Konzept entwickelt worden. SMART steht für „Symbicort Maintenance and Reliever Therapy", was soviel bedeutet wie „Symbicort Erhaltungs- und Berdarfstherapie".

Da die bronchialerweiternde Wirkung von Formoterol bei Dosiserhöhung weiter zunimmt und das Präparat dabei gut verträglich bleibt, kann man mit einer bedarfsweisen Erhöhung des Kombinationspräparates genau das erreichen, was auch das Stufenschema vorsieht: Man steigert die Dosis des inhalativen Kortisons und intensiviert parallel dazu die Behandlung mit dem langwirksamen ß-Sympathomimetikum. Da die Wirkung von

Formoterol genauso wie bei einem Notfallspray sofort eintritt, kann der Patient bei zunehmenden Atembeschwerden das Kombinationspräparat bedarfsweise zusätzlich einsetzen.

In der Praxis sieht das so aus: Gemeinsam mit dem Arzt wird eine Basistherapie festgelegt, die der Patient nicht unterschreiten soll. Im Allgemeinen sind das – je nach Schwere des Asthmas - 2x1 bis 2x2 Hub Symbicort 160/4,5. Bei zunehmenden Beschwerden inhaliert der Patient zusätzlich: Insgesamt sind bis zu 12 Inhalationen pro Tag erlaubt (da das Präparat auch sein Notfallspray ist, muss der Patient es natürlich immer dabei haben!). Sind mehr als 8 Inhalationen pro Tag erforderlich, muss mit dem behandelnden Arzt besprochen werden, ob zusätzlich zum SMART-Konzept ein weiteres Medikament hinzu kombiniert werden muss oder - bei plötzlicher Instabilität, von der zu hoffen ist, dass sie zeitlich begrenzt bleibt - ein Kortisonstoß notwendig ist.

Abb. 53: SMART-Konzept

Symbicort SMART®

- 1 Inhalator für Dauer- und Notfalltherapie
- **Basistherapie**
  Symbicort 160/4,5 2 x täglich
- **Bedarfstherapie**
  Inhalation weiterer Symbicort-160/4,5-Dosen (bis max. insgesamt 12 Inhalationen pro Tag)
- Kein zusätzliches[3] Notfallspray notwendig!

In den Zulassungsstudien zeigte sich, dass die Therapie nach dem SMART-Konzept zu verbesserter Asthmakontrolle mit weniger Beschwerden, besserer Lungenfunktion, selteneren Verschlechterungen des Asthmas und selteneren Klinikeinweisungen führte, und das alles bei geringerem Medikamentenverbrauch. Die Patienten empfanden die Therapie als einfach und bequem, was zu einer größeren Therapietreue führte. Zugelassen ist dieses Therapiekonzept ab dem 12. Lebensjahr.

Noch 2007 attestierte das „Institut für Qualität und Wirtschaftlichkeit im Gesundheitswesen“, dass der gleiche Therapie-Effekt, der im SMART-Kozept mittels Einsatz eines Inhalators mit zwei Wirksubstanzen erreicht werden kann, auch mit zwei Inhalatoren erreicht werden könne, die jeweils die Einzelsubstanzen enthalten und stellte das Konzept deswegen in Frage. Aber diese „Binsenweisheit“ des Instituts hat nicht verhindern können, dass das Konzept breite Anwendung gefunden hat. So breit, dass die Konkurrenz für ihre Kombi-Präparate mit Formoterol und inhalativem Kortison einen Einsatz nach dem SMART-Konzept empfiehlt. SMART wird von diesen Firmen jetzt als Abkürzung für „Single (statt Symbicort) Maintenance and Reliever Therapy“ interpretiert oder einfach MART-Konzept genannt. Beim MART-Konzept geht man sogar noch einen Schritt weiter und lässt beim ganz leichten Asthma die tägliche Basistherapie entfallen: Das Kombi-Präparat wird in diesem Fall als Bedarfsmedikation an Stelle der herkömmlichen Notfallsprays eingesetzt. Durch die Kortisonkomponente, auch wenn sie nur sporadisch inhaliert wird, ist das Asthma besser unter Kontrolle als bei Nutzung des Norfallsprays alleine. Daher ist diese Form der Asthma-Behandlung in die aktuelle GINA-Leitlinie neu aufgenommen worden; bei akuten Asthma-Beschwerden gilt die Notfalltherapie mit einem formoterol- und kortisonhaltigen Inhalator als neuer „Goldstandard“.

2. Anticholinergika: Stufe 5 der Asthma-Therapie

Der Spannungszustand der Bronchialmuskulatur wird durch unser vegetatives Nervensystem geregelt, das aus zwei Komponenten besteht: dem sympathischen und dem parasympathischen

Nervensystem. Während eine Aktivierung des sympathischen Nervensystems die Bronchien erweitert, führt eine Aktivierung des parasympathischen Nervensystems zu einer Verengung.

Es gibt also zwei Möglichkeiten, über eine Beeinflussung des vegetativen Nervensystems die Bronchien zu erweitern: Man kann das sympathische Nervensystem stimulieren, wie es beispielsweise ß-Sympathomimetika tun, oder man kann das parasympathische Nervensystem blockieren. Dies geschieht durch Medikamente, die als Anticholinergika bezeichnet werden. Inhalierte Anticholinergika vermindern die Aktivität der parasympathischen Nervenfasern der Bronchien. Daher kam man bereits Ende der sechziger Jahre bei der Firma Boehringer Ingelheim auf den Gedanken, diese Medikamente bei Asthmatikern einzusetzen. Doch die Therapie-Ergebnisse mit dem ersten Anticholinergikum, das 1975 unter dem Handelsnamen Atrovent auf den Markt kam, waren enttäuschend: Es wirkte zwar gut bei der Chronisch Obstruktiven Lungenerkrankung (COPD), war beim Asthma aber der Behandlung mit ß-Sympathomimetika deutlich unterlegen. Bei Patienten, die bereits mit ß-Sympathomimetika behandelt wurden, schien eine Aufstockung der Dauertherapie mit Atrovent gar keinen Effekt zu haben.

Diese enttäuschenden Ergebnisse wurden damals auf den Wirkmechanismus der Anticholinergika zurückgeführt: Die Medikamente konnten nach damaliger Lehrmeinung nur dann wirken, wenn die asthmatischen Beschwerden durch Aktivierung des parasympathischen Nervensystems ausgelöst wurden, zum Beispiel durch kalte Luft, Zigarettenrauch oder Stäube. Bei allergischen Reaktionen oder bei Auslösung der Beschwerden durch körperliche Belastung ist das parasympathische Nervensystem nicht entscheidend beteiligt. Also machte die Behandlung mit Anticholinergika beim Asthmatiker offenbar keinen Sinn, und die Behandlung mit Anticholinergika wurde nicht empfohlen.

Doch mit zunehmenden Kenntnissen über die komplizierten Mechanismen, die zur Bronchial-Verengung führen, und weil man eingesehen hatte, dass die kurzwirksamen Anticholinergika in den siebziger Jahren nach heutigem Kenntnisstand viel zu niedrig dosiert wurden, nahm man nach der Jahrtausendwende einen neuen Anlauf: Diesmal untersuchte man die langwirksame Nachfolgesubstanz Tiotropium, die von Boehringer in den frühen neunziger Jahren entwickelt worden war und mit der man hervorragende Therapieergebnisse bei Patienten mit COPD erreichte.

Dabei zeigte sich, dass sich durch zusätzliche Verordnung dieses Medikamentes die Beschwerden von Asthmatikern bessern ließen, die trotz einer hochdosierten Behandlung mit inhalativem Kortison und ß-Sympathomimetika nicht beschwerdefrei wurden. Im September 2014 wurden die wissenschaftlichen Bemühungen dadurch belohnt, dass von der europäischen Zulassungsbehörde das Tiotropium-Präparat „Spiriva-Respimat" zur Behandlung bei schwerem Asthma zugelassen wurde. Tiotropium hat eine Wirkdauer von 24 Stunden und wird dementsprechend nur einmal am Tag inhaliert. Die Wirkung tritt nach etwa 90 Minuten ein. Es ist daher kein Medikament für den Notfall! Die Verträglichkeit ist sehr gut; einzige häufigere Nebenwirkung ist Mundtrockenheit.

Obwohl davon auszugehen ist, dass auch andere langwirksame Anticholinergika, die in den letzten Jahren vermehrt zur Behandlung der COPD auf den Markt gekommen sind, aufgrund ihres identischen Wirkmechanismus beim Asthma ebenso wirksam sind wie Spiriva Respimat, sind sie - ebenso wie Spiriva-Kapseln - für die Behandlung des Asthmas offiziell nicht zugelassen. Das Anticholinergikum Glykopyrronium ist neben inhalativem Kortison und Formoterol in der 3er Kombi Trimbow enthalten, ein Spray, das seit Januar 2021 auch zur Behandlung von Asthma zugelassen ist.

Fazit: Tiotropium

Wirkt bronchialerweiternd
Einsatz als Zusatzmedikament bei schwerem Asthma
Wirkdauer von 24 Stunden
Wirkungseintritt nach ca. 90 Minuten
Daher für die Notfall-Behandlung nicht geeignet!
Sehr gute Verträglichkeit

IV Biologika: Antikörper zur Blockade der asthmatischen Entzündung

Kortison gilt als das Medikament, das die asthmatische Entzündung am besten kontrollieren kann. Deshalb sind die inhalativen Kortionspräparate aufgrund ihres günstigen Nebenwirkungsprofils zu Recht die entscheidende Basistherapie bei der Behandlung des Asthmas und haben wesentlich dazu beigetragen, dass die Erkrankung „Asthma“ heute für die meisten Patienten ihren Schrecken verloren hat und als Erkrankung gilt, für die Hausarzt und Facharzt zuständig sind, nicht jedoch das Krankenhaus.

Aber es gibt trotz Ausschöpfung aller etablierten Asthma-Medikamente einen kleinen Prozentsatz Patienten, der ohne eine Therapie mit Kortisontabletten, entweder als Dauertherapie oder in Form von wiederholten Stoßtherapien bei plötzlicher Instabilität des Asthmas, nicht zurechtkommt.

Seit Mitte der Neunziger Jahre arbeitet die pharmazeutische Industrie fieberhaft an der Entwicklung von Medikamenten, die helfen sollen, die asthmatische Entzündung besser in den Griff zu bekommen. Dabei handelt es sich um Antikörper, die die komplizierten „Befehlsketten“ der asthmatischen Entzündung blockieren können. Aber nicht jeder Antikörper ist für jeden Asthmatiker geeignet; die Unterscheidung zwischen verschiedenen Asthma-Typen und die Messung bestimmter Indikatoren hilft bei der Auswahl möglicher Medikamente.

90% der Patienten mit schwerem Asthma zeigen einen bestimmten Entzündungstyp der Bronchialschleimhaut, die sogenannte Typ-2-Entzündung. Sie ist im Blutbild daran erkennbar, dass die Zahl der eosinophilen weißen Blutkörperchen erhöht ist, und bei Analyse der ausgeatmeten Luft daran, dass der Stickstoffmonoxidgehalt erhöht ist (FeNO). Deshalb sind entsprechende Messungen hilfreich, um zu klären, ob der Einsatz solcher Antikörper erfolgversprechend ist.

Diese Antikörper-Medikamente werden unter dem Oberbegriff „Biologika“ zusammengefasst. Biologika sind Medikamente, die durch gentechnisch veränderte Organismen produziert werden. Mit dem Begriff „Bio“ aus der Lebensmittelproduktion hat das also nichts zu tun!

Diese Medikamente sind extrem teuer. Als Beispiel sei Omalizumab, die älteste Substanz, genannt: Nach einer Studie aus Polen führte die Behandlung mit Omalizumab bei Patienten mit schwerem Asthma zu einer 66-prozentigen Verminderung von gravierenderen Asthma-Entgleisungen: Statt 1,5 solcher Episoden im Jahr hatten die Behandelten bloß noch 0,9. Es ging ihnen insgesamt besser, die Dosis der Kortisontabletten konnte im Durchschnitt um 7,7 mg vermindert werden. Allerdings stiegen die Therapiekosten von 802,-- € pro Jahr auf 15.979,-- €. Die Kosten, um eine Verschlimmerungsepisode durch die Verordnung von Omalizumab zu verhindern, betrugen 17.721,-- €. Diese Zahlen machen klar, dass die Behandlung mit Biologika den Asthma-Patienten vorbehalten bleiben muss, die wirklich davon profitieren, und sie in die Hände eines erfahrenen Facharztes gehört.

Die Antikörper wirken relativ schnell. Spätestens nach 3 Monaten sollte erkennbar sein, ob eine Besserung des Asthmas eingetreten ist. Ist dies nicht der Fall, kann und soll die Therapie beendet werden. Bei Zweifeln kann man den Zeitraum der Austestung noch einmal verlängern; spätestens nach einem Jahr sollte die Therapie jedoch beendet werden, wenn sie keinen Erfolg hatte.

2019 wurde die IDEAL-Studie veröffentlicht, mit der untersucht wurde, wieviel Patienten mit schwerem Asthma für eine Therapie mit Biologika infrage kommen. Dabei zeigte sich, dass für 41 Prozent der Patienten Omalizumab eine Therapie-Option war, Mepolizumab für 20%, Reslizumab für 13%, und Benralizumab für 9%. 6% der Patienten erfüllten die Kriterien für alle vier Biologika. Dupilumab und Tepelezumab standen damals noch nicht zur Verfügung und wurden nicht berücksichtigt.

Präparat	Blo- ckade von	Einsatz bei	Kriterien für die Verordnung*	Kriterien für gutes Ansprechen je wichtiger das Kriterium, umso mehr +Zeichen
Omalizumab **Xolair®** Gabe s.c. ab 6 J.	IgE	schwerem allergischen Asthma	≥ 1 Exazerbation/ Jahr IgE erhöht Allergietest positiv FEV1< 80%	- Eos > 260/µl ++ - FeNO>20 ppb + - Allergie bekannt + - Asthma seit Kindheit +
Mepolizumab **Nucala®** Gabe s.c. ab 6 J.	IL-5	schwerem eosinophilem Asthma/ Typ 2-A.	≥ 2 Exazerbation/ Jahr + Eos ≥300/µl (oder Eos ≥ 150/µl in den letzten 6 Wo)	- Eos↑ u. Exa↑/12 Mo. +++ - Asthmabeginn ≥ 18 Lj ++ - Nasenpolypen ++
Reslizumab **Cinqaero®** Gabe i.v. ab 18 J.	IL-5	schwerem eosinophilem Asthma/ Typ 2-A.	≥ 1 Exazerbation/ Jahr + Eos ≥ 400/µl	
Benralizumab **Fasenra®** Gabe s.c. ab 12 J.	IL-5- Rezep- tor	schwerem eosinophilem Asthma/ Typ 2-A.	≥ 2 Exazerbation/ Jahr + Eos ≥ 300/µl	
Dupilumab **Dupixent®** Gabe s.c. ab 6 J.	IL-4- Rezep- tor/ IL-13	schwerem eosinophilem Asthma/ Typ 2-A. *oder* Asthma unter Dauertherapie mit Kortisontabl.	≥ 1 Exazerbation/ Jahr + Eos 150/µl bis 1500/µl od. FeNO> 25 ppb *oder* Dauertherapie mit Kortisontabl.	- Eos↑ +++ - FeNO↑ +++
Tepelezumab **Tezspire®** Gabe s.c. ab 12 J.	TSLP	schwerem Asthma	≥ 1 Exazerbation/ Jahr	- Eos↑ +++ -FeNO↑ +++

Abb. 54 Biologika
IL = Interleukin, TSLP = Thymic Stromal Lymphopoietin
s.c. = Injektion unter die Haut, i.v. = intravenöse Kurzinfusion
Exazerbation = länger dauernde Verschlimmerungen
Eos = Konzentration von eosinophilen weißen Blutkörperchen im Blut
FeNO = Stickstoffmonoxid in der Ausatemluft
Mo = Monate, Wo = Wochen, J = Jahr

* Diese Kriterien orientieren sich an den Zulassungsstudien und sind so für Omalizumab, Mepolizumab, Reslizumab und Benralizumab in der Ideal-Studie genutzt worden.

1. Omalizumab: allergische Antikörper neutralisieren

Beim allergischen Asthma ist die Oberfläche der Mastzellen in der Bronchialschleimhaut mit IgE-Antikörpern gegen das Allergen bestückt, auf das der Asthmatiker allergisch reagiert. Gelangen die Allergene in den Atemtrakt und lagern sich an diese Antikörper an, wird die allergische Reaktion ausgelöst: Die Mastzellen geben aus ihren Bläschen Asthma-Mediatoren in die Bronchien frei; die Mediatoren führen zur Verkrampfung der Bronchialmuskulatur und lösen den Asthma-Anfall aus.

Seit 2005 ist unter dem Handelsnamen Xolair der Antikörper Omalizumab im Handel, der sich an die freien IgE-Antikörper im Blut bindet. Dadurch wird die Struktur der IgE-Antikörper so verändert, dass sie nicht mehr an die Mastzellen andocken können. Damit fehlen den Mastzellen die Fangarme für die Allergene und die allergische Reaktion bleibt aus.

Soweit die Theorie; doch ganz so einfach funktioniert Asthma dann doch nicht: Als 2001 feierlich auf dem Welt-Asthma-Kongress in Chicago verkündet werden sollte, dass Omalizumab in den USA zur Asthma-Behandlung zugelassen würde, mussten die Feierlichkeiten in letzter Minute abgesagt werden: Die Therapieerfolge hielten sich in Grenzen, so dass die amerikanische Zulassungsbehörde weitere Studien verlangte. Vier Jahre später erhielt das Medikament dann endlich doch seine Zulassung, doch bleibt der Einsatz aufgrund der begrenzten Wirksamkeit und der hohen Kosten auf Patientengruppen beschränkt, bei denen man durch Omalizumab eine Besserung ihrer Beschwerden erwarten darf. Es sind dies Patienten mit schwerem allergischem Asthma mit erhöhten IgE-Konzentrationen im Blut, die trotz Ausschöpfung der Asthmatherapie weiterhin Beschwerden behalten.

Xolair wird alle zwei bis vier Wochen als Spritze unter die Haut verabreicht. Bei 2 von 3 Patienten erweist sich das Medikament als wirksam, verhindert gravierende Entgleisungen des Asthmas (sogenannte Exazerbationen) und bessert die Beschwerden. Ob es die Kortisondosis bei Dauerbehandlung vermindern hilft, ist umstritten.

2013 veröffentlichte das Britische Institut für Exzellenz im Gesundheitswesen (NICE) nach sorgfältigster Prüfung eine Stellungnahme, die für Großbritannien verbindlich ist: Demzufolge ist der Einsatz des Präparates bei dauerhaft schwerem allergischen Asthma mit erhöhtem IgE sinnvoll, das trotz optimierter Therapie dauerhaft mit Kortisontabletten behandelt werden muss oder bei dem mehr als 4 Kortisonstöße pro Jahr erforderlich sind. Nach 4 Monaten sollte geprüft werden, ob das Medikament wirksam ist. Das NICE-Institut kam nach Prüfung der Studienlage zu dem Schluss, dass nicht bewiesen ist, dass die Therapie mit Omalizumab wirklich Kortison einsparen hilft.
Wichtigste Nebenwirkung sind allergische Reaktionen.

2. Mepolizumab, Reslizumab, Benralizumab: Blockade von Interleukin 5 oder dessen Angriffspunkt

Mepolizumab (Handelsname Nucala), Reslizumab (Handelsname Cinqaero) und Benralizumab (Handelsname Fasenra) sind Antikörper, die die Aktivierung von eosinophilen weißen Blutkörperchen verhindern, die maßgeblich an der asthmatischen Entzündung beteiligt sein können. Mepolizumab und Reslizumab blockieren Interleukin 5, ein Botenstoff, der die eosinophilen Granulozyten aktiviert. Wenn ihre Aktivierung verhindert wird, entzieht man der asthmatischen Entzündungsreaktion bei diesen Patienten den „Brennstoff". Benralizumab ist ein Interleukin-5-Rezeptor-Antikörper. Dieser Rezeptor sitzt auf der Oberfläche der eosinophilen Granulozyten. Nach Einsatz von Benralizumab werden diese Zellen vom Körper abgebaut.

Aufgrund des Wirkmechanismus werden alle drei Substanzen bei schwerem Asthma mit erhöhter Zahl an eosinophilen Granulozyten im Blut eingesetzt.

Die Substanzen werden einmal pro Monat gegeben, Mepolizumab und Benralizumab als Injektion unter die Haut, Reslizumab als intravenöse Kurzinfusion. Bei Benralizumab wird der Injektionsabstand nach 3 Monaten auf 8 Wochen verlängert.

Alle drei Substanzen werden gut vertragen.

Allen drei Präparaten gemeinsam ist, dass sie die Exazerbationshäufigkeit um ca. 50% vermindern. Auch diese Substanzen sind vom NICE-Institut bewertet und genaue Kriterien herausgearbeitet worden, die erfüllt sein sollten, um die Medikamente einzusetzen: Demzufolge ist der Einsatz von Mepolizumab bei schwerem eosinophilen Asthma sinnvoll, das trotz optimierter Therapie in den letzten 12 Monaten dauerhaft mit Kortisontabletten behandelt werden musste oder bei dem mehr als 3 Kortisonstöße erforderlich waren. Nach 12 Monaten sollte geprüft werden, ob das Medikament wirksam ist. Mepolizumab reduziert die Häufigkeit von Asthma-Exazerbationen um ca. 50%. Unter der Therapie gelingt es im Durchschnitt, die Dauer-Behandlungsdosis von Kortison zu halbieren.

Benralizumab ist laut NICE bei schwerem eosinophilen Asthma angezeigt, und zwar dann, wenn das Asthma trotz optimierter Therapie in den letzten 12 Monaten dauerhaft mit Kortisontabletten behandelt werden musste oder mehr als 2 bzw. 3 Kortisonstöße (je nach Zahl der eosinophilen Zellen im Blutbild) erforderlich waren. Benralizumab reduziert die Häufigkeit von Asthma-Exazerbationen um ca. 50%. Unter der Therapie gelingt es, die Dauer-Behandlungsdosis von Kortison zu halbieren und die Lungenfunktion leicht zu verbessern.

3. Dupilumab: Blockade von Interleukin 4 und 13

Dupilumab, unter dem Präparatenamen Dupixent im Handel, ist ein Antikörper, der die Entzündungsbotenstoffe Interleukin 4 und Interleukin 13 in ihrer Wirkung blockiert. Zugelassen ist das Präparat bei schwerem Asthma mit Typ-2-Entzündungsreaktion, erkennbar an erhöhten Konzentrationen von eosinophilen weißen Blutkörperchen im Blut oder erhöhter Stickstoffmonoxidkonzentration in der Ausatemluft (FeNO). Darüberhinaus wird es eingesetzt zur Behandlung der Neurodermitis und bei Nasalpolypen.

Studien zeigen, dass es die Häufigkeit von schweren Exazerbationen um bis zu 69% senkt, die FEV1 um bis zu 0,36 l verbessert und den Bedarf an Kortisontabletten vermindern kann.

4. Tezepelumab: Zentrale Blockade der Entzündungsreaktion

Tezepelumab ist das jüngste Kind unter den Asthma-Biologika. Zugelassen wurde es im Dezember 2022. Die Jahres-Therapiekosten liegen bei 19.625 Euro.

Tezepelumab setzt ganz zentral an der asthmatischen Entzündungsreaktion an und ist daher im Prinzip bei jedem schweren Asthma einsetzbar. Den Zulassungsstudien zufolge reduziert es Asthma-Exazerbationen um 56% (wenn erhöhte IgE-Spiegel vorliegen, sogar um 67%), während Omalizumab die Exazerbationshäufigkeit nur um 25% reduziert. Der gemeinsame Bundesausschuss, der seit 2011 alle neu zugelassenen Medikamente daraufhin prüft, ob sie einen Zusatznutzen zur etablierten Therapie haben und damit die Grundlage für die Preisverhandlungen zwischen Krankenkassen und Herstellern schafft, kam allerdings bei seiner Prüfung im Mai 2023 zu dem Schluss, dass kein eindeutiger Zusatznutzen nachweisbar sei.

Woran erkennt man ein "schweres" Asthma

Damit die Ergebnisse wissenschaftlicher Untersuchungen vergleichbar sind, hat man versucht, eine einheitliche Definition für das schwere Asthma zu finden. Und außerdem ist eine einheitliche Definition natürlich deswegen notwendig, weil Biologika nur beim schweren Asthma als zusätzliche Therapiemöglichkeit zugelassen sind.

In die Definition fließen zwei Aspekte ein, nämlich die **Intensität der Therapie** und die Häufigkeit, mit der das Asthma trotz intensiver Therapie zu Verschlechterungen neigt (sogenannte **Exazerbationen**).

Einerseits muss die Definition also berücksichtigen, wie aufwändig die Behandlung ist, mit der sich das Asthma unter Kontrolle halten lässt: Ein ansonsten unbehandelter Patient mit einer schweren Lungenfunktionseinschränkung, die sich nach einmaliger Inhalation des Notfallsprays wieder vollständig normalisiert, hat logischerweise kein schweres, sondern ein leichtes Asthma. Muss der Patient hingegen alle Medikamente des Stufenschemas kombinieren, um beschwerdefrei zu bleiben, liegt ein schweres Asthma vor, obwohl auch dieser Patient unter Therapie beschwerdefrei ist.

unkontrolliertes Asthma

Andererseits muss in die Definition einfließen, ob das Asthma stabil oder trotz Therapie instabil ist, es also im Verlauf immer wieder zu gravierenden Verschlechterungen des Asthmas kommt. Man spricht dann von einem unkontrolliertem Asthma.

Ein schweres Asthma im engeren Sinne liegt dann vor, wenn es trotz intensiver Therapie unkontrolliert bleibt. Konkret:

Ein schweres Asthma liegt vor, wenn der Patient mit inhalativem Kortison in maximaler Dosierung behandelt werden muss und mindestens eine der folgenden Bedingungen zusätzlich erfüllt ist:

1. zusätzliche Behandlung mit zwei atemwegserweiternden Medikamenten
2. dauerhafte Behandlung mit Kortisontabletten oder mehrere Kortisonstöße in den letzten 12 Monaten, weil ansonsten das Asthma nicht unter Kontrolle zu bekommen ist

Aktuelle Schätzungen der Europäischen und der Amerikanischen Fachgesellschaft für Lungen- und Bronchialkrankheiten gehen davon aus, dass 5 bis 10% der Asthmatiker unter einem schweren Asthma leiden und von diesen wiederum 30 bis 40%, also mindesten jeder Dritte, eine Dauertherapie mit Kortisontabletten erhält.

Diesen Zahlen liegen jedoch zum Teil Studien zugrunde, die nicht so strenge Kriterien an die Definition des "schweren Asthmas" anlegen. Das führt dazu, dass die Zahlen zu hoch angesetzt werden und die Schwelle für den Einsatz der extrem teuren Therapie mit Biologika zu niedrig.

Der Asthma-Control-Test (ACT):
Ein Messinstrument der Asthma-Kontrolle

Die Asthmatherapie lässt sich gut nach dem Ampelschema steuern, das schnelle Anpassungen möglich macht. In den letzten Jahren sind weitere Teste entwickelt worden, die benutzt werden, um die Qualität der Langzeittherapie einzuschätzen und die Unterscheidung zwischen "kontrolliertem" und "unkontrolliertem" Asthma zu ermöglichen. Ein weitverbreiteter Test ist der Asthma-Control-Test, der die Stabilität des Asthmas in den letzten vier Wochen abfragt. Und das sind die Fragen:

Wie ging es Ihnen in den letzten 4 Wochen?
Bitte kreuzen Sie bei jeder der Fragen die Antwort an, die am meisten zutrifft.

Wie oft hat Ihre Erkrankung Sie in den letzten 4 Wochen daran gehindert, bei der Arbeit, in der Schule oder zu Hause so viel zu erledigen wie sonst?

Immer	Meistens	Manchmal	Selten	Nie
①	②	③	④	⑤

Wie oft haben Sie in den letzten 4 Wochen unter Kurzatmigkeit gelitten?

Mehr als 1x am Tag	Einmal pro Woche	3- bis 6 mal pro Woche	1- bis 2 mal	Überhaupt nicht
①	②	③	④	⑤

Wie oft sind Sie in den letzten 4 Wochen wegen Atembeschwerden (pfeifendes Atemgeräusch, Husten, Kurzatmigkeit, Engegefühl oder Schmerzen in der Brust) **nachts wach geworden oder morgens früher als gewöhnlich aufgewacht?**

4 oder mehr Nächte/ Wo	2-3 Nächte pro Woche	Einmal pro Woche	1- bis 2 mal im letzten Mo	Überhaupt nicht
①	②	③	④	⑤

Wie oft haben Sie in den letzten 4 Wochen Ihr Notfallspray eingesetzt?

3 mal am Tag oder öfter	1-2 mal am Tag	2- oder 3 mal pro Woche	1x pro Woche oder weniger	Überhaupt nicht
①	②	③	④	⑤

Wie gut hatten Sie in den letzten 4 Wochen Ihre Atemwegserkrankung unter Kontrolle?

Überhaupt nicht	Schlecht	Einigermaßen	Gut	Völlig
①	②	③	④	⑤

SUMME

Kreuzen Sie bei jeder Frage die entsprechende Antwort an. Anschließend werden die Punkte für die Antworten zusammengezählt.

Und das ist das Ergebnis:

25 Punkte - herzlichen Glückwunsch!
Sie hatten Ihr Asthma in den letzten vier Wochen vollständig unter Kontrolle, hatten keine Beschwerden und waren in keiner Weise durch Ihr Asthma eingeschränkt. Dieser Zustand sollte gehalten werden.

20 bis 24 Punkte - im Zielbereich
Sie hatten Ihr Asthma in den letzten vier Wochen gut unter Kontrolle, aber nicht vollständig. Klären Sie mit Ihrem Arzt, wie die Asthmatherapie weiter zu verbessern ist.

Weniger als 20 Punkte - außerhalb des Zielbereichs
Sie hatten Ihr Asthma in den letzten vier Wochen nicht unter Kontrolle. Die Therapie sollte intensiviert werden, um Ihr Asthma besser unter Kontrolle zu bekommen. Sprechen Sie mit Ihrem Arzt über die Möglichkeiten.

Teil 7:

Atemtherapie und alternative Behandlungsmethoden

I Atemtherapie

> „Im Grunde glaubt zwar jedermann Dies,
> dass er richtig atmen kann. Jedoch, das geht
> nicht so bequem: Gleich bringt ein Mensch
> uns ein System!"

Diese spöttischen Verse Eugen Roths gelten dem missionarischen Eifer, mit dem mancherorten Atemwegskranke mit komplizierten Atemtechniken traktiert werden, die ihre Luftnot lindern sollen.

Atemtechniken und atemerleichternde Körperhaltungen haben unbestritten ihre Bedeutung bei der Behandlung des Asthmas; man muss aber wissen, dass sich verengte Bronchien nicht durch bestimmte Atemtechniken oder krankengymnastische Übungen weiten lassen.

Statt Zwerchfellatmung, Brustkorbatmung oder komplizierte Atmungsformen zu trainieren, sollte man einige wenige Atemtechniken einüben, die helfen können, einen Asthmaanfall besser durchzustehen.

Fünf Ziele können durch Atemtechniken unterstützt werden:

1. Minderung der Angst
2. Unterstützung der Atemmuskulatur
3. Optimierung der Ausatemphase
4. Dämpfung von trockenem Husten
5. Erleichterung und Verbesserung des Abhustens

1. Minderung der Angst

Angst beschleunigt die Atmung. Schnellere Atmung führt zu einer Zunahme der Bronchialverengung und der Luftnot. Zunehmende Luftnot verstärkt die Angstgefühle: Es entsteht ein Teufelskreis!

Panik muss vermieden werden

Panik muss im Asthmaanfall vermieden werden. Wer sich mit seiner Krankheit befasst hat, sie kennt und weiß, welche Maßnahmen beim Asthmaanfall zu ergreifen sind, hat den ersten Schritt zur Angstbewältigung bereits getan.

Ruhiges diszipliniertes Atmen, das Ausatmen mit der Lippenbremse und eine Körperhaltung, die den Schultergürtel fixiert, tragen ihren Teil dazu bei, dass der Patient sich gegen die Krankheit gewappnet fühlt. Entspannungsübungen wie das autogene Training befähigen den Patienten, während des Anfalls ruhig zu bleiben und die Wirkung der Medikamente abzuwarten.

2. *Unterstützung der Atemmuskulatur durch atemerleichternde Körperhaltungen*

Die Hauptarbeit bei der Atmung leistet das Zwerchfell. Im Asthmaanfall muss jedoch die Atemarbeit auf die gesamte Atemmuskulatur verteilt werden, um eine frühzeitige Erschöpfung zu verhindern.

Da die Muskulatur, die den Brustkorb hebt, am Schultergürtel ansetzt, kann der Wirkungsgrad der Atemmuskulatur dadurch erhöht werden, dass der Schultergürtel fixiert wird. Dazu bieten sich verschiedene Techniken an, die alle gemeinsam haben, dass die Arme abgestützt werden:

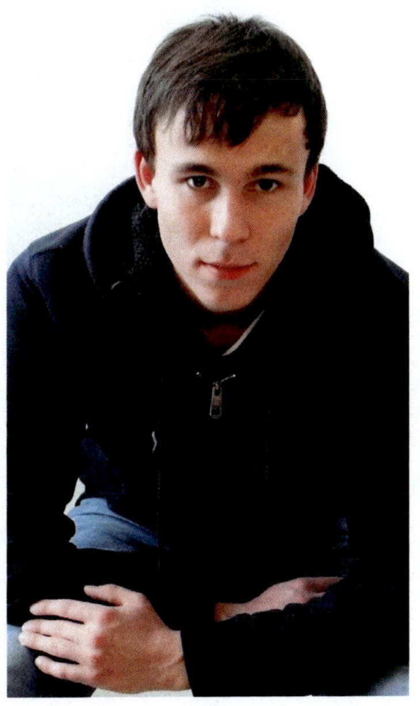

Abbildung 55: Kutschersitz

Bewährt hat sich der Kutschersitz, bei dem die Unterarme auf den Oberschenkeln ruhen. Genauso gut können die Unterarme auf einer Tischplatte abgestützt werden. Darüber hinaus sind zahlreiche Körperhaltungen denkbar, weil letztlich nur entscheidend ist, dass der Asthmatiker eine Körperhaltung für sich findet, bei der er bequem die Arme abstützen kann.

3. Optimierung der Ausatemphase durch die dosierte Lippenbremse

zusätzliche Behinderung der Ausatmung beheben

Die Luft wird aus der Lunge hinausgedrückt, indem sich der Brustkorb in der Ausatemphase verkleinert. Dadurch werden die Bronchien geringgradig komprimiert.

Im Asthmaanfall sind die Bronchien jedoch bereits verengt; die Verkleinerung des Brustkorbs in der Ausatemphase erhöht den Druck auf die Bronchien. Die Atemwege werden noch enger, so dass die Ausatmung zusätzlich behindert wird.

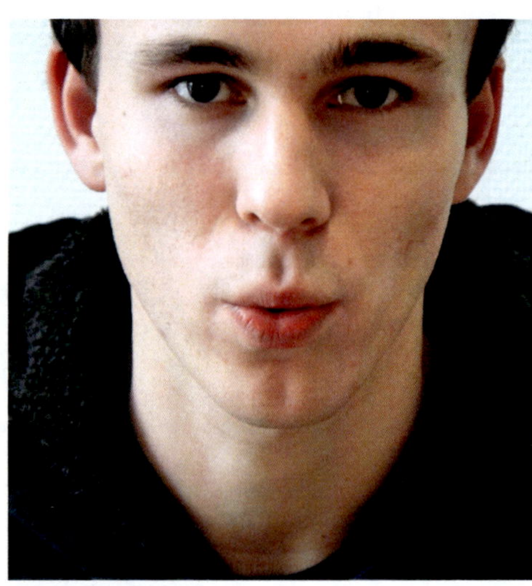

Abbildung 56: Lippenbremse

Diese zusätzliche Behinderung der Ausatmung kann man mit der dosierten Lippenbremse beheben:
Der Patient atmet langsam durch die gespitzten Lippen aus. Dadurch erhöht sich der Druck in den Bronchien und wirkt einer Kompression oder gar einem Kollaps der kleinen Bronchien entgegen.

4. Hustentechnik: trockener Husten

Hustenreiz kann man durch folgende Technik unterdrücken:
1. einatmen
2. Luft anhalten
3. oberflächlich weiteratmen

Ist der Hustenreiz zu stark, sollte gegen die geschlossenen Lippen angehustet werden.

Diese Technik sollte so lange angewandt werden, bis sich der Hustenreiz gelegt hat oder Schleim abgehustet werden kann.

5. *Hustentechnik: Erleichterung des Abhustens*

Husten kann Atemnot verursachen. Daher ist es verkehrt zu versuchen, den Schleim mit gewaltigen Hustenstößen aus den Bronchien zu befördern; dasselbe Ergebnis lässt sich besser durch dosiertes Räuspern erreichen.

dosiertes Räuspern

Zäher Schleim lässt sich meistens mit schleimlösenden Medikamenten verflüssigen. Ist zäher Schleim ein Dauerproblem, kann die Verordnung eines speziellen Physiotherapiegerätes zum Schleimlösen sinnvoll sein. Diese Geräte sind unter dem Namen „VRP 1 Desitin" bzw „RC-Cornet" im Handel. Beim „VRP 1 Desitin" in einem pfeifenähnlichen Kunststoffteil eine Metallkugel gelagert, die den Luftstrom beim Atmen zerhackt und in Schwingungen versetzt. Die vibrierende Luft in den Bronchien lockert den Schleim wie eine innere Klopfmassage. Die „Klopf-Frequenz" kann der Patient durch die Neigung beeinflussen, mit der er das Gerät hält. Der VRP 1 erhöht zudem beim Ausatmen den Widerstand wie bei der Lippenbremse. Beim „RC-Cornet" wird der gleiche Effekt dadurch erreicht, dass der Luftstrom beim Atmen durch einen Schlauch in Schwingungen versetzt wird.

II Sonstige Therapiemöglichkeiten

Es ist kein Geheimnis, dass viele Patienten Medikamenten skeptisch gegenüberstehen und nach alternativen Therapie-Möglichkeiten Ausschau halten. Dieses Misstrauen ist häufig auf ein Informationsdefizit zurückzuführen: Der Patient hat Angst vor schlimmen Medikamenten-Nebenwirkungen und kann nicht akzeptieren, dass das Asthma nicht „ausheilt".

Nach einer älteren australischen Untersuchung konsultierten 45% der Asthma-Familien Ärzte, die alternative Medizin betreiben. In der Hoffnung auf Heilung nehmen manche Patienten hohe Behandlungskosten auf sich.

Therapieerfolg messbar

Asthma ist eine Erkrankung, bei der der Therapieerfolg durch Lungenfunktionsprüfungen messbar ist. Was bringen also unkonventionelle Behandlungsmethoden wirklich?

Unkonventionelle Behandlungsmethoden:

1. Akupunktur: nachgewiesenermaßen im Asthmaanfall und im Langzeitverlauf ohne Effekt
2. Homöopathie: wissenschaftliche Beweise einer Wirksamkeit sind bislang nicht erbracht
3. Hypnose und Entspannungstechniken (z.B. Autogenes Training): wahrscheinlich wirksam über eine Beeinflussung des vegetativen Nervensystems
4. Operative Techniken (Eingriffe in das vegetative Nervensystem): nicht besser wirksam als Scheinoperation (Hautschnitt)
5. Negative Ionengeneratoren (Anreicherung der Atemluft mit negativen Ionen): keine Wirkung
6. Psychosomatik (sieht heute ihre Aufgabe in der Begleitung des Patienten in seiner chronischen Erkrankung): sinnvoll
7. Klimatherapie:

   Seeklima (Steigerung der Flimmerhärchen-Aktivität durch Inhalation von Salzaerosolen, Allergenarmut): wirksam

   Hochgebirgsklima (allgemeine Allergenarmut, Fehlen der Hausstaubmilbe): wirksam
8. Höhlentherapie (Allergenarmut): wirksam, Effekte jedoch deutlich geringer als im Hochgebirge
9. Radontherapie: kein Effekt, gefährliche Strahlenbelastung
10. Bioresonanztherapie: wirkungslos
11. „Wundermittel" (z.B. Importprodukte wie „Amborum Spezial F"): Vorsicht: enthalten oft Kortison in undefinierter Menge!

Teil 8

LEBEN MIT ASTHMA

I Asthma bei Kindern

Die Bereitschaft des Immunsystems, gegen Fremdeiweiße unserer Umwelt allergische Antikörper zu produzieren, die sogenannte Atopie, wird vererbt. Sind Vater und Mutter Atopiker, so beträgt das Risiko für die Kinder 50%, diese Anlage zu erben. Ist nur ein Elternteil betroffen, vermindert sich das Risiko für das Kind auf 25%. Eine Atopie muss jedoch nicht automatisch zu einer allergischen Krankheit führen.

Besondere Bedeutung für die Ausbildung von Sensibilisierungen hat die Allergenbelastung in der frühen Kindheit, der Phase, in der das Immunsystem geprägt wird:

Seit langem ist bekannt, dass Kinder, die während der Pollensaison geboren werden, häufiger Pollenallergien entwickeln. Auch zwischen der Milbenkonzentration im Hausstaub und der Entwicklung einer Milbenallergie ist ein Zusammenhang bewiesen.

Aber nicht nur die Allergenbelastung entscheidet darüber, ob aus der Atopie ein Bronchialasthma wird und welchen Verlauf es nimmt. Die Belastung der Innenraumluft mit Tabakrauch ist von besonderer Bedeutung:

Bei Kindern mit Veranlagung zur Atopie verdoppelt Passivrauchen das Asthma-Risiko.

Darüber hinaus verläuft das Asthma von Kindern, in deren Elternhaus geraucht wird, häufig schwerer. Nach jüngsten Untersuchungen ist das Risiko für Asthmaanfälle bei Asthma-Kindern fast doppelt so hoch, wenn die Eltern rauchen. Sie erkranken zudem häufiger an Atemwegsinfekten als andere Asthmakinder.

Rauchen in der Schwangerschaft erhöht nachweislich das Asthmarisiko des Ungeborenen

Aber nicht nur das Passiv-Rauchen ist ein Risikofaktor für das Kind; Rauchen in der Schwangerschaft erhöht nachweislich das Asthma-Risiko des Ungeborenen.

Andererseits weiß man, dass Säuglinge, die in den ersten 6 Lebensmonaten gestillt werden, ein um etwa 50% vermindertes Allergie-Risiko haben.

WIE KÖNNEN ELTERN IHR KIND SCHÜTZEN?

Um zu verhindern, dass atopisch veranlagte Kinder eine allergische Sensibilisierung entwickeln, müssen während der besonders kritischen Prägephase des Immunsystems im 1. Lebensjahr folgende Vorsichtsmaßnahmen beachten werden:

1. Säuglinge sollten bis zum 6. Lebensmonat gestillt werden; Lebensmittelallergene wie Kuhmilch und Eier sind zu meiden
2. die Belastung der Wohnräume durch Pollen sollte gering gehalten werden
3. Im Schlafbereich des Kindes sollte vorsorglich eine Milbensanierung durchgeführt werden
4. In der Wohnung sollte - und dies gilt nicht nur während des 1. Lebensjahres - nicht geraucht werden

Dass diese Maßnahmen nicht vergeblich sind, zeigt die Isle-of-Wight-Studie, die 2003 veröffentlicht wurde: Dabei wurde die weitere gesundheitliche Entwicklung von 110 Babys verfolgt, deren Eltern allergisch vorbelastet waren. Bei 59 Babys wurde in den ersten neun Lebensmonaten auf konsequente Allergenvermeidung geachtet: Sie wurden gestillt (während dieser Zeit musste sich die Mutter allergenarm ernähren!) oder erhielten ausschließlich allergenarme Flaschennahrung. Außerdem wurde eine Milbensanierung im Haushalt durchgeführt und die Matratzen der Kinder erhielten milbendichte Bezüge. Die andere Babygruppe wuchs ohne diese Maßnahmen auf.

Mit acht Jahren zeigten 14% der allergenarm aufgewachsenen Kinder Hinweise für ein Asthma. In der Kontrollgruppe waren es 32%. Ein positiver Allergiehauttest war bei 20% der allergenarm aufgewachsenen Kinder nachweisbar; in der Kontrollgruppe war der Allergenhauttest bei 47% positiv. Eine positive Hauttest-Reaktion auf Hausstaubmilben fand sich bei den allergenarm aufgewachsenen Kindern in 11%, in der Kontrollgruppe bei 31%.

Das Asthma scheint während des Erwachsenwerdens einer Periodik zu unterliegen: Mit der Pubertät kommt es bei vielen Kindern zu einer Besserung, manchmal sogar zu einer vollständigen Rückbildung. Leider ist diese Besserung nicht von Dauer: Die Beschwerden treten meistens im frühen Erwachsenenalter wieder auf.

Auch bei Kindern folgt die **Therapie** dem Stufenschema. Schon im Alter von zwei bis drei Jahren sind Kinder in der Lage, aus Dosieraerosolen zu inhalieren, wenn man sie mit Spacer einsetzt und die Inhalationstechnik einübt.

Pulverinhalatoren sollten erst ab dem fünften Lebensjahr eingesetzt werden, weil bei der Inhalation kräftig eingeatmet werden muss, damit der Wirkstoff zuverlässig die Bronchien erreicht. Beherrschen Kinder die Inhalation mit dem Pulverinhalator erst einmal, ist er sehr gut geeignet und wird gern gegen die etwas unhandliche Kombination Dosieraerosol/Spacer getauscht.

Gleichfalls gut geeignet sind Dosieraerosole, die mit dem Beginn der Einatmung automatisch ihren Sprühstoß abgeben (z.B. Salbulair), so dass das Kind keine Koordinationsprobleme hat. Auch sie sollten erst ab dem fünften Lebensjahr eingesetzt werden.

Als entzündungshemmende Basistherapie werden auch bei Kindern inhalative Kortisonpräparate eingesetzt. Gravierende Nebenwirkungen sind nicht zu befürchten, wenn die zulässigen Höchstdosierungen nicht überschritten werden.

Verlässliche **Peak-Flow-Messungen** lassen sich im allgemei-nen erst bei 5 bis 6jährigen Kindern durchführen. Damit die Therapie optimal gesteuert werden kann, sollten die Eltern kleinerer Kinder ein **Symptomtagebuch** führen, in dem die Beschwerden des Kindes festgehalten werden. Husten ist bei Kindern das erste Symptom, das eine Verschlechterung des Asthmas anzeigt, und muss daher aufmerksam registriert werden.

II Asthma und Beruf

Staubentwicklung an einer Aktenvernichtungsmaschine, Dämpfe in der Großküche, Parfüms in einer Kosmetikabteilung, Lösungsmittel in Malerberufen: Die Liste von Stoffen und Chemikalien im Arbeitsleben, die als Trigger wirken und bei vorbestehender bronchialer Überempfindlichkeit asthmatische Beschwerden auslösen, ließe sich unendlich lang fortführen.

Viele Asthmatiker sind während ihres beruflichen Alltags Triggern ausgesetzt, die bei ihren Arbeitskollegen keinerlei Beschwerden verursachen, ihnen jedoch die Arbeit zur Qual machen.

Welche Größenordnung das Problem hat, lässt die Flut der Berufskrankheiten-Anzeigen wegen Asthma erahnen, die jährlich bei den gewerblichen Berufsgenossenschaften eingeht.

Die Gesamtzahl der Arbeitnehmer, denen asthmatische Probleme am Arbeitsplatz zu schaffen machen, ist jedoch um ein Vielfaches höher.

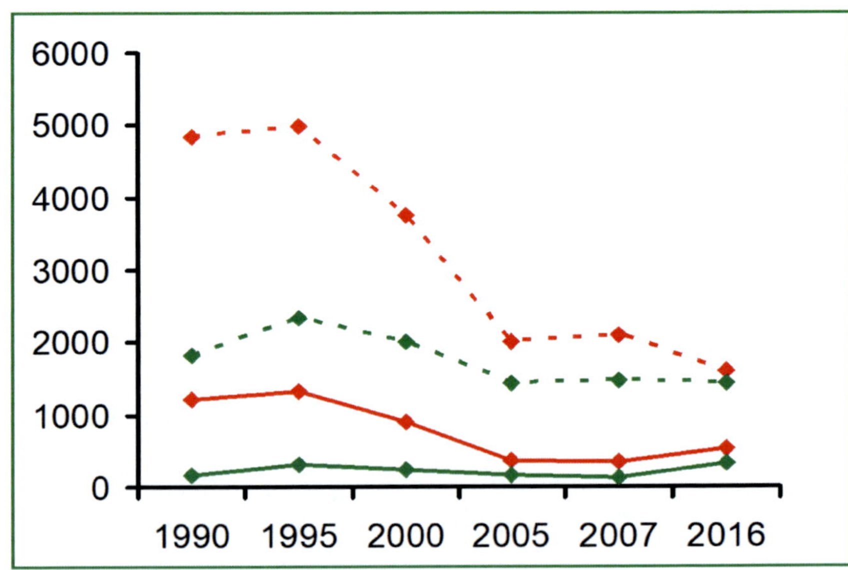

Abbildung 57:
Berufskrankheit Asthma: Anzahl der gemeldeten (rot gestrichelt) und anerkannten (rot) Fälle von allergischem Asthma. Anzahl der gemeldeten (grün gestrichelt) und anerkannten (grün) Fälle von nicht-allergischem Asthma.

Die Zahl der tatsächlich als Berufskrankheit anerkannten Asthmaerkrankungen ist deutlich kleiner als die Zahl der Meldungen. Wie ist das zu erklären? Versuchen die Berufsgenossenschaften, sich um ihre Leistungspflicht zu drücken? Dieser Eindruck kann schnell entstehen, wenn man nicht weiß, wie die Berufserkrankung Asthma vom Gesetzgeber definiert ist. Die Berufsgenossenschaften stehen als gesetzliche Unfallversicherungen in der Pflicht, beruflich bedingte Unfälle zu entschädigen und alles zu tun, dass der Betroffene wieder in das Erwerbsleben eingegliedert werden kann. Krankheiten, die durch berufliche Einwirkungen entstehen, werden genauso behandelt wie Arbeitsunfälle.

Berufserkrankung Asthma vom Gesetzgeber definiert

Hier liegt die Erklärung, weshalb asthmatische Beschwerden am Arbeitsplatz nicht automatisch als berufsbedingtes Asthma gelten: Bei der Analyse der Asthma-Entstehung lassen sich jene Reize (Inducer), die die asthmatische Entzündung auslösen, von solchen (Trigger) unterscheiden, die nur dann eine Bronchialverkrampfung auslösen, wenn bereits eine asthmatische Entzündung vorhanden ist. Als Inducer wirken Allergene, aggressive chemische Substanzen und banale virale Atemwegsinfekte, die manchmal vom Patienten gar nicht zur Kenntnis genommen werden.

Ist dann jedoch erst einmal eine asthmatische Entzündung mit bronchialer Überempfindlichkeit entstanden, können zahllose Reize unseres Alltags- und Berufslebens wie z.B. Stäube, Lösungsmittel, intensive Gerüche, reizende Dämpfe, Zigarettenrauch, Autoabgase oder Nebelwetter zu einer Verkrampfung der Bronchialmuskulatur führen.

Als Berufserkrankung wird ein Asthma daher nur dann anerkannt, wenn es durch eine Allergie gegen einen Arbeitsstoff (wie die Allergie gegen Mehl beim Bäckerasthma) oder durch einen aggressiven chemischen Schadstoff verursacht ist, der eine asthmatische Entzündung verursachen kann (z.B. Isozyanate, die bei Verarbeitung von 2-Komponenten-Klebern freigesetzt werden können).

Sind die asthmatischen Beschwerden am Arbeitsplatz nicht durch Inducer, sondern durch Trigger verursacht, muss angenommen werden, dass die eigentliche Ursache der asthmatischen Entzündung außerhalb des Arbeitsplatzes zu suchen ist. Häufigste Ursache einer bronchialen Überempfindlichkeit sind virale Atemwegsinfekte.

Tatsächlich lässt sich bei Asthmatikern, die am Arbeitsplatz Triggern ausgesetzt sind und dabei asthmatische Beschwerden haben, die Spur der Asthma-Entstehung häufig bis auf einen abgelaufenen Infekt zurückverfolgen. In solchem Fall wird das Asthma nicht als berufsbedingt anerkannt, obwohl unbestritten ist, dass der Betroffene am Arbeitsplatz Atemnot hat.

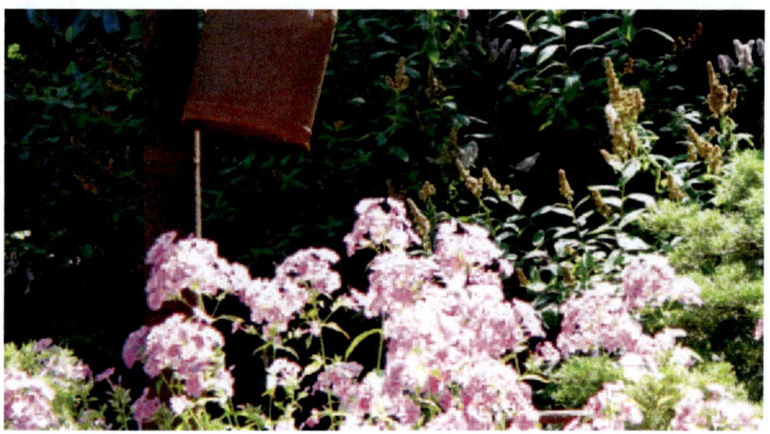

Abbildung 58: Pflanzen mit üppigen Blüten verursachen nur selten Allergien; bei intensivem Kontakt - wie beispielsweise bei Floristen – können sich jedoch Sensibilisierungen entwickeln

Obwohl versicherungsrechtlich von großer Bedeutung ist, ob die asthmatischen Beschwerden durch berufliche Inducer oder Trigger verursacht werden, ist aus medizinischer Sicht die Konsequenz dieselbe: Um eine Verschlimmerung des Asthmas zu verhüten, darf der betroffene Asthmatiker den auslösenden Stoffen nicht mehr ausgesetzt werden.

Berufsgenossenschaft oder Rentenversicherungsträger

Ist das Asthma durch Inducer am Arbeitsplatz entstanden, ist die Berufsgenossenschaft in der Pflicht. Sie muss für Abhilfe sorgen, indem sie wirkungsvolle Arbeitsschutzmaßnahmen vorschreibt und finanziert, den Versicherten umschult oder berentet, falls ein gravierender Schaden eingetreten ist.

Ist das Asthma außerberuflich entstanden, ist der Rentenversicherungsträger in der Pflicht, Maßnahmen zu ergreifen, die die Erwerbstätigkeit des Versicherten erhalten, ihn ggf. umzuschulen oder Berufsunfähigkeitsrente zu gewähren, wenn der Betroffene seinen Beruf nicht mehr ausüben kann.

Soweit sollte es natürlich gar nicht erst kommen. Asthmatiker sollten sich vor Abschluss eines Ausbildungsvertrages genau informieren, ob der gewählte Berufsweg sich mit ihrer Erkrankung verträgt. 18 % aller Ausbildungsverträge werden vorzeitig aufgrund gesundheitlicher Gründe gelöst. Asthmatische Beschwerden am Arbeitsplatz spielen sicher eine bedeutende Rolle, wenngleich genaue Zahlen nicht bekannt sind.

vor Abschluss eines Ausbildungsvertrages

Ein Beruf, der für Asthmatiker oder Allergiker geeignet ist, darf keinerlei Tätigkeiten beinhalten, bei denen der Arbeitnehmer Stäuben oder reizenden Dämpfen ausgesetzt ist oder bei denen mit Stoffen gearbeitet wird, die Atemwegsallergien auslösen können.

Beispiele für Berufe, die für Asthmatiker nicht geeignet sind:

- mehlverarbeitende Berufe
- holzverarbeitende Berufe
- Berufe mit engem Tierkontakt
- Kürschner, Pelznäher, Zuschneider
- Gärtner, Florist, Landwirt, Forstwirt
- Futtermittel-Arbeiter
- Chemotechniker, Zahntechniker
- Lackierer
- Friseur, Kosmetiker
- Dekorateur, Raumausstatter
- Polsterer
- Schuhfabrikarbeiter
- Desinfektor
- Müllwerker, Kanalarbeiter
- Maurer
- Tiefbauarbeiter und bergmännische Berufe in Untertagearbeit
- Industriearbeiter im Umgang mit Allergen (z.B. Enzyme) oder chemisch-irritativ wirkenden Substanzen (z.B. Säure- und Laugendämpfe)

III Schwangerschaft und Stillzeit

Der Verlauf einer Schwangerschaft und die kindliche Gesundheit wird im allgemeinen durch eine korrekt behandelte Asthma-Erkrankung nicht beeinträchtigt. Die Entwicklung des Asthmas selbst in der Schwangerschaft ist nicht vorhersagbar: Bei etwa der Hälfte der Schwangeren bleibt der Schweregrad unverändert, bei einem Viertel zeigt sich eine Verschlechterung, bei einem Viertel eine Besserung.

Das Kind ist mit Gedeih und Verderb auf die Sauerstoffzufuhr durch das mütterliche Blut angewiesen. Deshalb ist eine optimale Asthma-Behandlung in der Schwangerschaft Voraussetzung für deren unkomplizierten Verlauf.

Fast alle Hersteller von Asthmamitteln weisen aus rechtlichen Gründen darauf hin, dass ihre Medikamente in den ersten Monaten der Schwangerschaft nur mit äußerster Zurückhaltung und Vorsicht eingesetzt werden sollten. Dies verunsichert die Patientin und manchmal auch ihren Arzt. Dabei steht fest, dass das entscheidende Risiko in der Schwangerschaft nicht von den Medikamenten, sondern von einer unzureichenden Therapie ausgeht.

Jahrzehntelange Erfahrungen liegen mit Kortison, kurzwirksamen ß-Sympathomimetika zur Inhalation, Theophyllin und Kortison-Tabletten in einer Dosis unter 10 mg vor: Sie sind allesamt gefahrlos einsetzbar. Dasselbe dürfte nach groß angelegten Verträglichkeitsstudien für die langwirksamen ß-Sympathomimetika gelten.

ß-Sympathomimetika in Tablettenform verursachen mit großer Wahrscheinlichkeit keine Schäden am werdenden Leben. Da die Erfahrungen noch begrenzt sind, sollten ß-Sympathomimetika vorsichtshalber in den ersten drei Monaten nicht in Tablettenform eingesetzt werden.

Mütter mit Asthma können ihre Kinder bedenkenlos stillen

Nur Theophyllin und Kortison treten in die Muttermilch über. Die Mengen sind jedoch äußerst gering; ein schädigender Einfluss auf das Kind ist ausgeschlossen. Mütter mit Asthma können ihre Kinder bedenkenlos stillen, zumal das Stillen den Säugling in gewissem Umfang vor der Ausbildung von Allergien schützt.

Auch die neueren langwirksamen ß-Sympathomimetika sind in der Stillzeit sichere Medikamente.

Teil 9

WICHTIGE ADRESSEN

GINA
Die neuesten Leitlinien finden sich unter www.ginasthma.org

Nationale Versorgungs-Leitlinie Asthma
Die neuesten Leitlinien finden sich unter www.leitlinien.de/nvl/asthma/

Arbeitsgemeinschaft Allergiekrankes Kind
Eltern-Selbsthilfeorganisation
Augustastr. 20
35745 Herborn
Telefon: 02772/ 9287-0
Internet: www.aak.de

Deutscher Allergie- und Asthmabund e.V. (DAAB)
Internet: www.daab.de

Deutscher Neurodermitis Bund e.V.
Baumkamp 18
22299 Hamburg
Telefon: 040/ 230744
Internet: www.neurodermitis-bund.de

Deutsche Atemwegsliga e.V.
Raiffeisenstr. 38
33175 Bad Lippspringe
Internet: www.atemwegsliga.de

Deutsche Lungenstiftung e.V.
Reuterdamm 77
30853 Langenhagen
Telefon: 0511/ 2155110
www.lungenstiftung.de

Patientenliga Atemwegserkrankungen e.V.
Adnet-Str. 14
55276 Oppenheim
Telefon: 06133/ 3543
Internet: www.patientenliga-atemwegserkrankungen.de

AG Lungensport in Deutschland e.V.
Internet: www. lungensport.org

Stiftung Deutscher Polleninformationsdienst
Charitéplatz 1
10117 Berlin
Telefon: 030/ 450518006
Internet www.pollenstiftung.de